なぜ階段は後ろ向きに下りると楽なのか?

カラダ再生
動ける体のつくり方

(株)スポーツフィールド代表取締役
早稲田大学エルダリーヘルス研究所招聘研究員
矢野史也 著

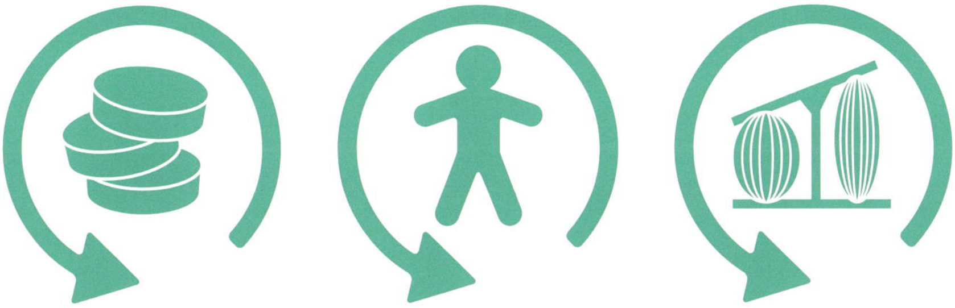

エイデル研究所

はじめに

人間は、“動ける体”を持っています。日々当たり前のように、立つ、座る、歩く、走る、しゃがむ、手を伸ばすなど、体を使って動いています。

しかし、ひとたび体のどこかで障害が起こると、生活は不自由で困難なものへと一変します。そのときに初めて、不自由なく動けることのありがたさを痛感することになるはずです。歳をとるにつれて、次第に動きにくい体、人の手を借りなければ動かせない体へと変わり、いままで何でもなかった日常の動作が思うようにならなくなったとき、昔は普通にできたはずなのに、なぜ？　と思う人も多いことでしょう。

70歳を過ぎてから3回もエベレスト登頂に成功した三浦雄一郎さんのように、何歳になっても元気に活動し続ける人がいる一方で、部屋に閉じこもったり、寝たきりの生活を余儀なくされたりする人もいます。その差はどこから生じるのか、要因は多岐にわたるため一概に論じることはできませんが、人の体は適度に使えば都合よく発達し、使わなければ使えない体へと退化していくものです。

つまり、“歳をとったから動けない体になる”のではなくて、“歳をとったのだからもう動けない”と周囲から言われ、自分でもそう意識することによって、結果的に体を動かさない日常生活となっていってしまうのではないか、と。体を動かさない、使わないことによって、体がマイナスの状況に適応してしまい、体力がなくなり動けない体へと変化していく、という側面に注目する必要があるでしょう。逆に、三浦雄一郎さんのように、地道に体を動かしていくことによって、体にとってプラスとなるような状況に適応するようになれば、動ける強い体ができあがるというケースもあるのです。

ところで、体を動かす、使うといっても、とくにシニアの多くの方にとっては、もう一つ大きな問題があります。それは、腰や肩、ヒザなど、骨や関節、筋肉や神経で構成される、体を動かすための運動器に痛みや不安を抱えている人がとても多いということです。

痛みや不安があれば、当然、運動や動作そのものができないことになるので、運動器の悩みの問題は深刻です。弱くなった体や動きにくくなった体を運動で鍛える、という単純な発想だけでは対応できないからです。

腰や肩、ヒザの痛みにはさまざまな原因が考えられますが、日常的に、痛くなる（障害を起こす）ような体の動き方や使い方をしてきたことも影響している可能性があります。しかし、多くの場合には、自分の体の使い方や動作に痛みの原因が潜んでいることに気づくことは少なく、たとえば整形外科に通ったり湿布薬を貼ったりするなど、対症療法で対応されることが多いかもしれません。

痛みや不安の原因が体の使い方にあるならば、これに気づき、使い方を変える以外、方法はありません。日常生活の中で無意識のうちにかたよった体の使い方をしているために体がゆがんでしまい、ゆがんだ体のまま無理に運動することで、ヒザや腰などを痛めてしまうことにも気づき、かたよりのない体をつくることも大切です。

私は、スポーツクラブの運営に携わり、ヘルス・フィットネスに関する研究をすすめる一方で、二十数年来、主にシニア世代を対象とした健康講座や指導者向けの講習会で講師を務めてきました。さまざまな受講者の方々との交わりを通じて考え続けてきたことのエッセンスをまとめたのが本書です。

クオリティ・オブ・ライフという言葉がありますが、いつまでも自由に好きなことを続けられるのは幸せなことです。動ける体が未来を支える、動ける体づくりにはちょっとしたコツがあることを知っていただきたいと思います。

そのために、本書が少しでも役立てば嬉しく思います。

2015年９月

矢野　史也

（注）　本書のサブタイトルを、「なぜ階段は後ろ向きに下りると楽なのか？」としました。詳しくは91ページで述べていますが、階段の後ろ下りには、とくにヒザへの負担を軽減する下半身の合理的な動作方法が凝縮されており、そのことを理解していただくことを目的としています。決して日常的に、無理をしながらの階段の後ろ下りを奨励するものではないことをご理解下さい。

本書に関連する主な骨格と筋肉

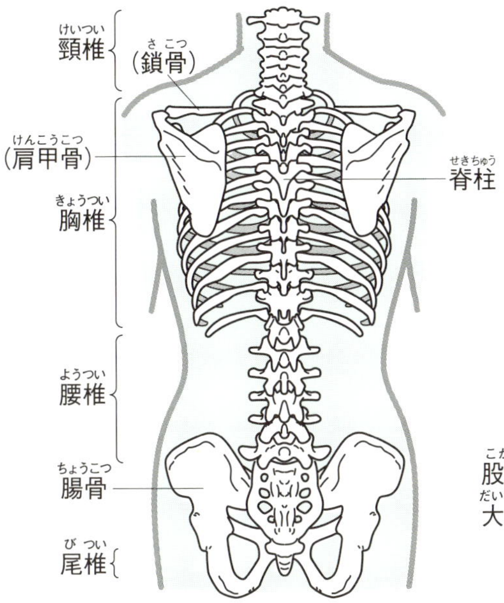

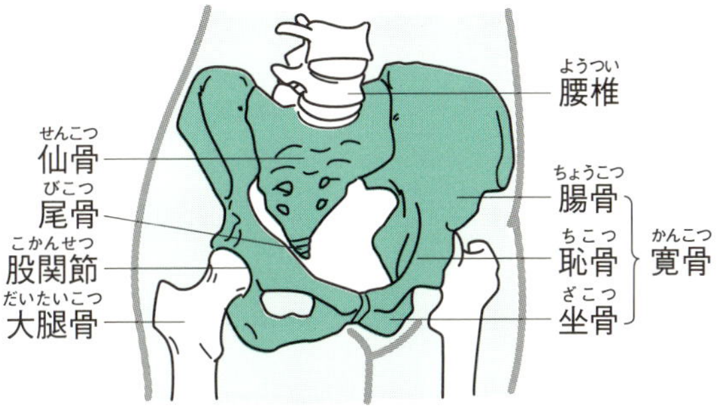

骨盤と股関節

仙骨と尾骨、寛骨を合わせて骨盤といいます。

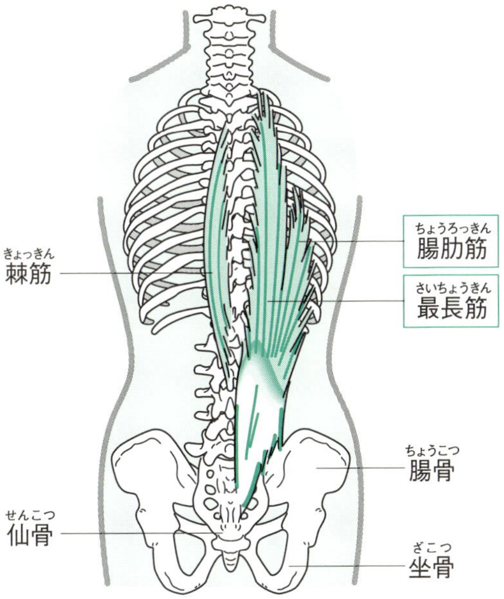

背面の主な筋肉

体幹の骨格を動かす筋肉で、
よく発達しています。

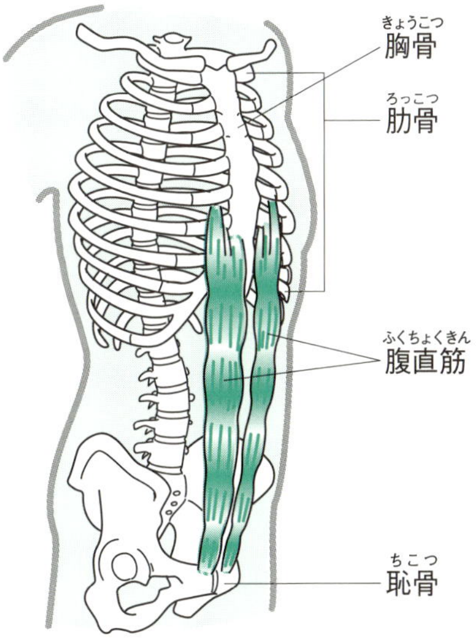

腹面の主な筋肉

腹部の内臓を保護し、
体幹の運動にかかわっています。

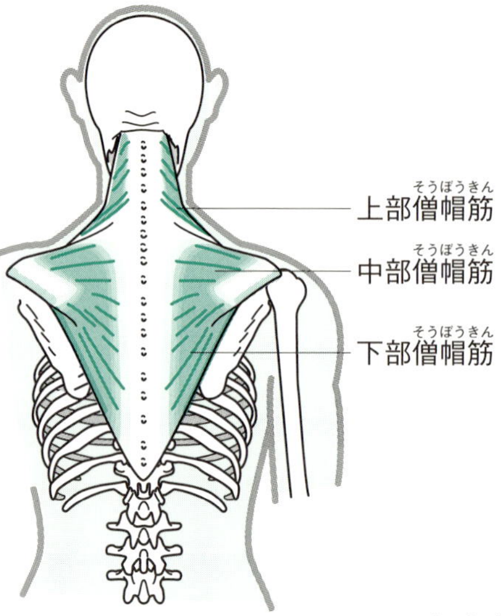

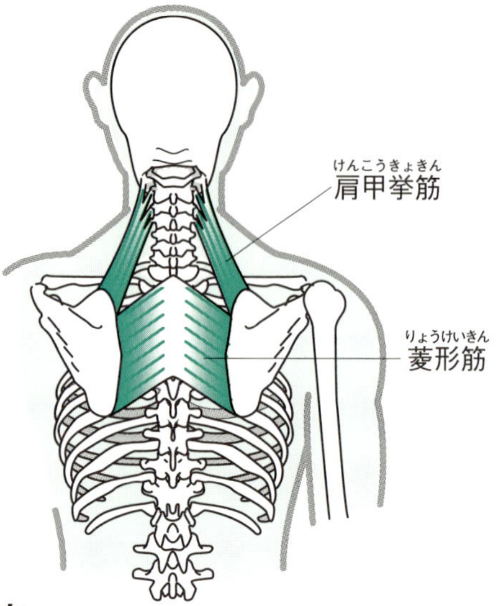

肩の主な筋肉

肩を引き上げたり後ろ内側に引いたりします。　　肩甲骨を上方に引く働きをします。

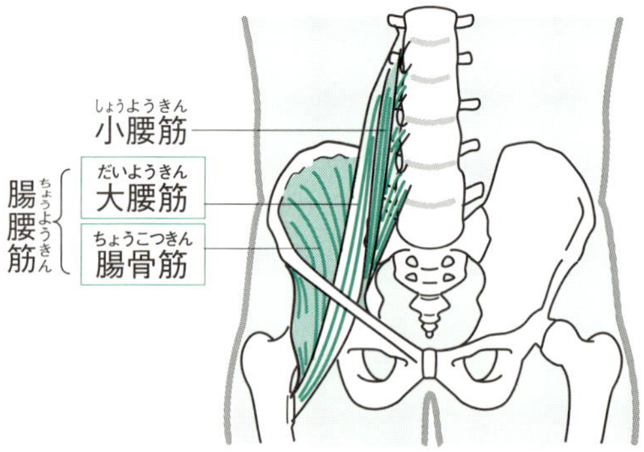

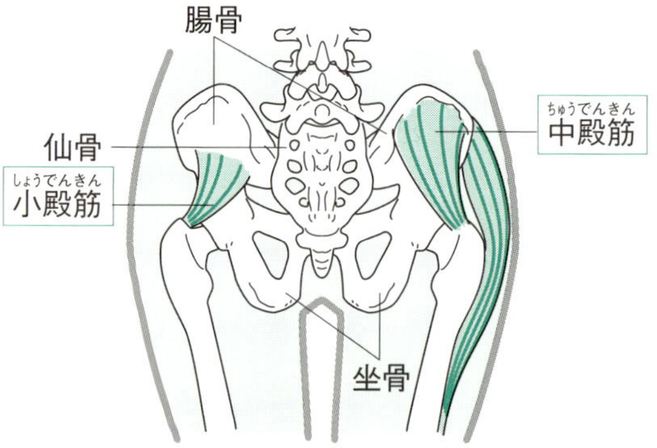

腰の主な筋肉

骨盤の前後の動きを安定させ、姿勢を保ちます。

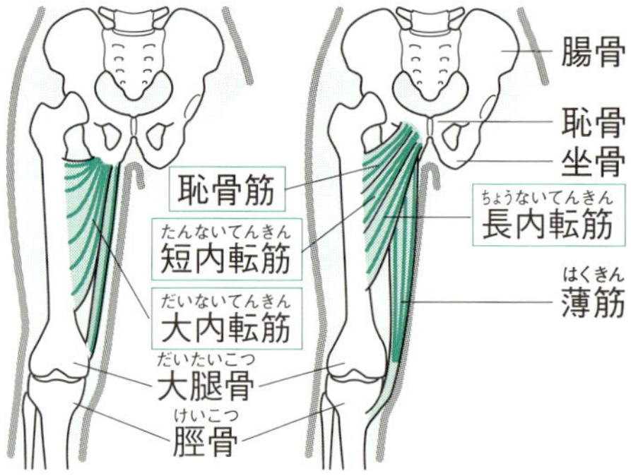

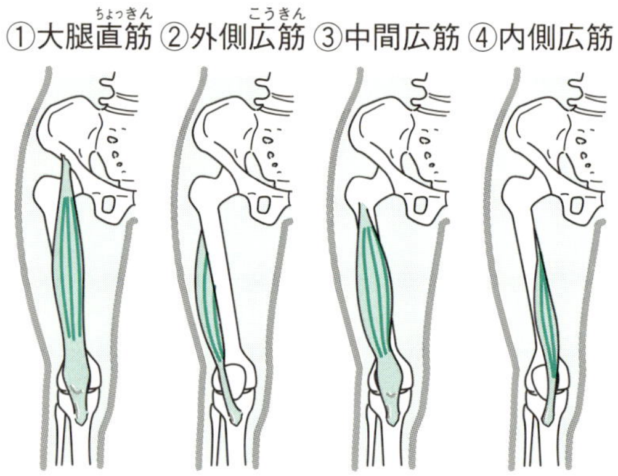

脚の主な筋肉

骨盤の左右の動きを安定させ、姿勢を保ちます。

目　次

コラム目次

1
誰もが抱えている体のアンバランス

厚生労働省研究班の調査によると、日本人の成人の４割強が、肩や腰、ヒザなどの筋肉や関節に痛みがあると感じています。痛みとまではいかなくても、なんとなく不快感をおぼえる程度の人を加えれば、その数はさらに多くなるのではないでしょうか。しかも、これらの痛みや不快感は、医師にかかっても原因がよくわからないことが多くあります。

これらの痛みや不快感に、マッサージや貼り薬で対応している方も多いでしょう。しかし、腰痛や肩コリ、ヒザ痛などの慢性痛や不快感は、その部分にだけ対応するのではなく、まず、その原因を知ることが大切です。原因を放置したままでは、一時的に緩和できたとしても、また何度も繰り返すことになります。

では、その原因はどのようにしてみつけたらよいでしょうか？　私は、体全体のバランスや、日常の体の使い方に注目することが大切だと考えています。あなたはいま、どんな姿勢でいますか？　どんな動き方をしているでしょうか？　ここでは、まず、自分自身で自分の体の状態に気づくことから始めましょう。

1　姿勢をセルフチェックしてみましょう

全身が映る鏡の前で、力をぬいて、正面、側面の順で立ってみて下さい。

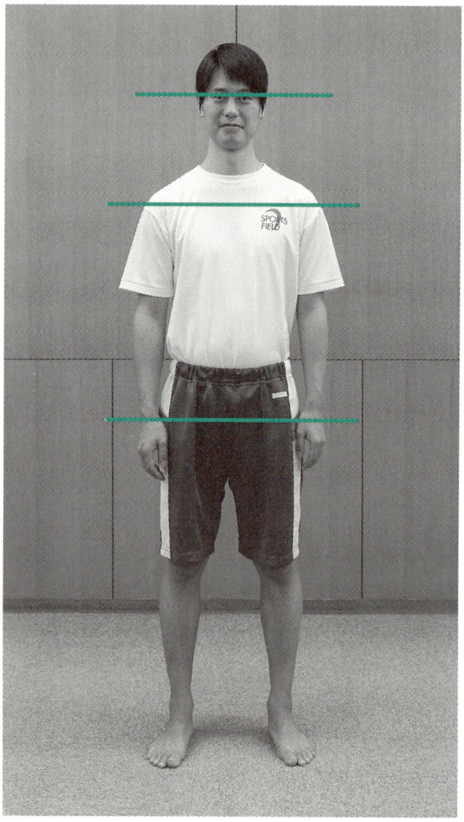

□ 頭、肩、腰に左右の傾きがないか？

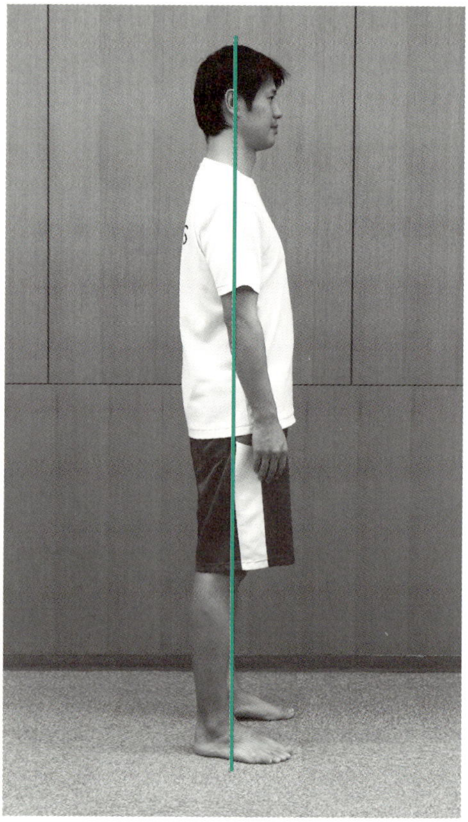

□ 耳、肩、腰、ヒザ、足の外くるぶしがほぼ直線上に並んでいるか？

右や左に体が傾いていませんか？

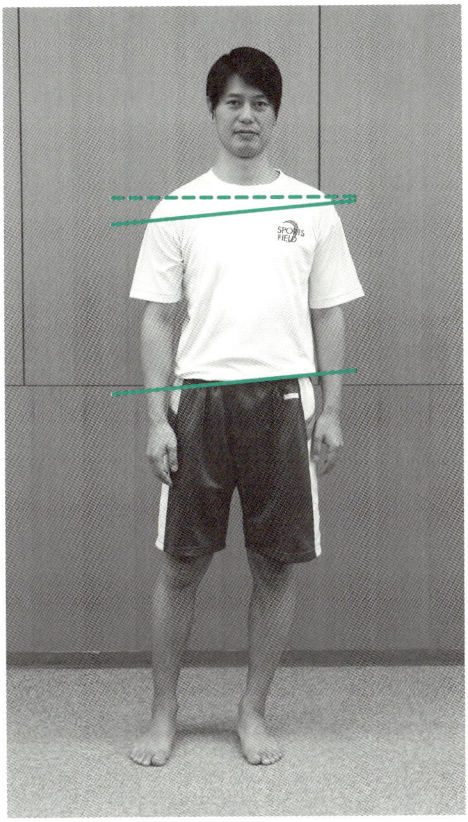

□ 右側に傾いている

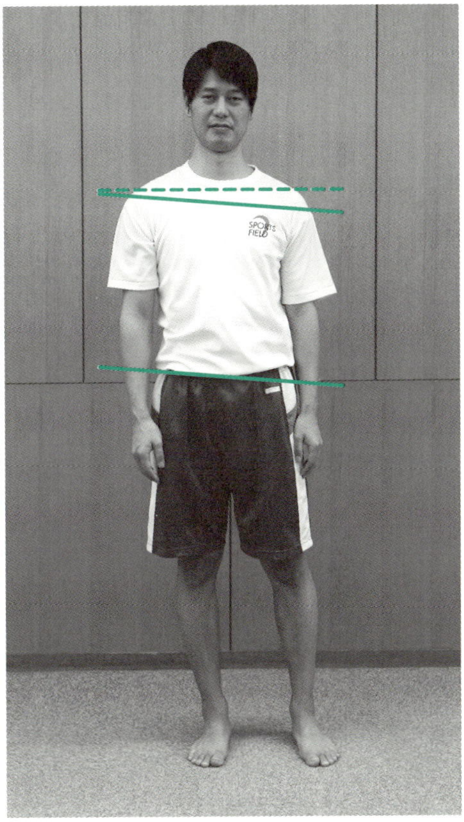

□ 左側に傾いている

前や後ろに体が傾いていませんか？

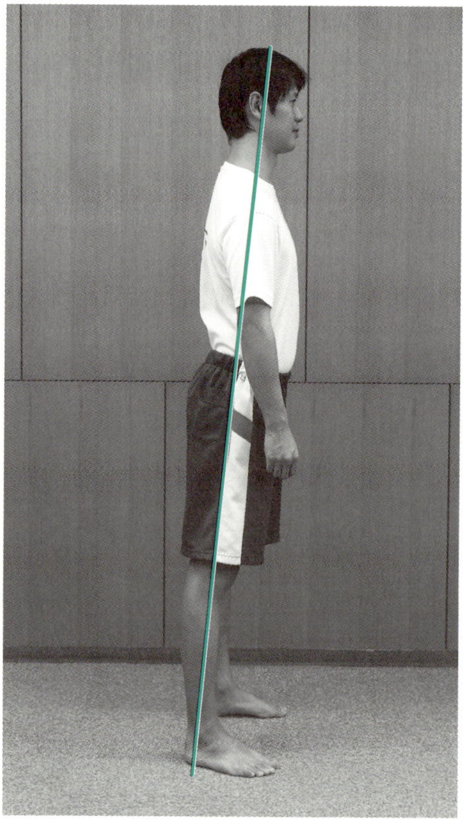

□ 上体が前に傾き、
腰が後ろにつき出ている

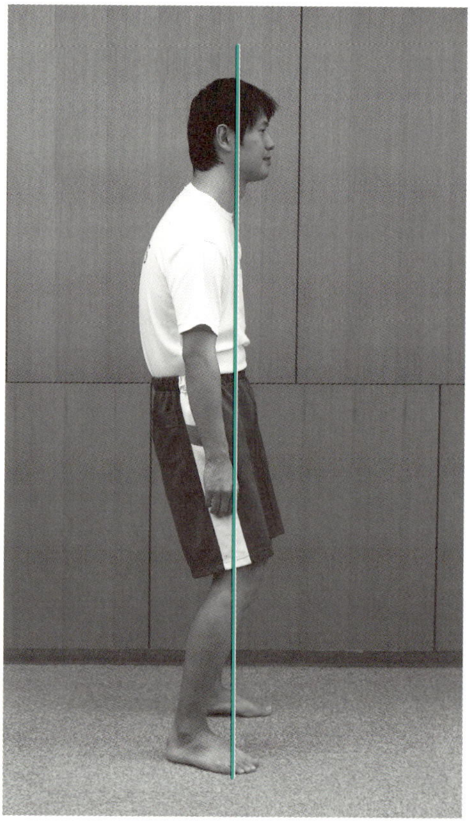

□ 背中が丸くなり、
腰が曲がっている

いかがでしたか？　次に、体の動きをチェックしてみましょう。

2　設計図どおりに体が動きますか？

人の体の中で、骨と骨とを連結している部分を関節といいます。それぞれの関節が動く範囲を関節可動域《かどういき》といいます。

日本整形外科学会と日本リハビリテーション医学会が定めた関節可動域表示をみると、標準的な可動域は左右が同じになっています。つまり、人の体は、右と左が同じ範囲で動くように設計されていると言いかえることができます。

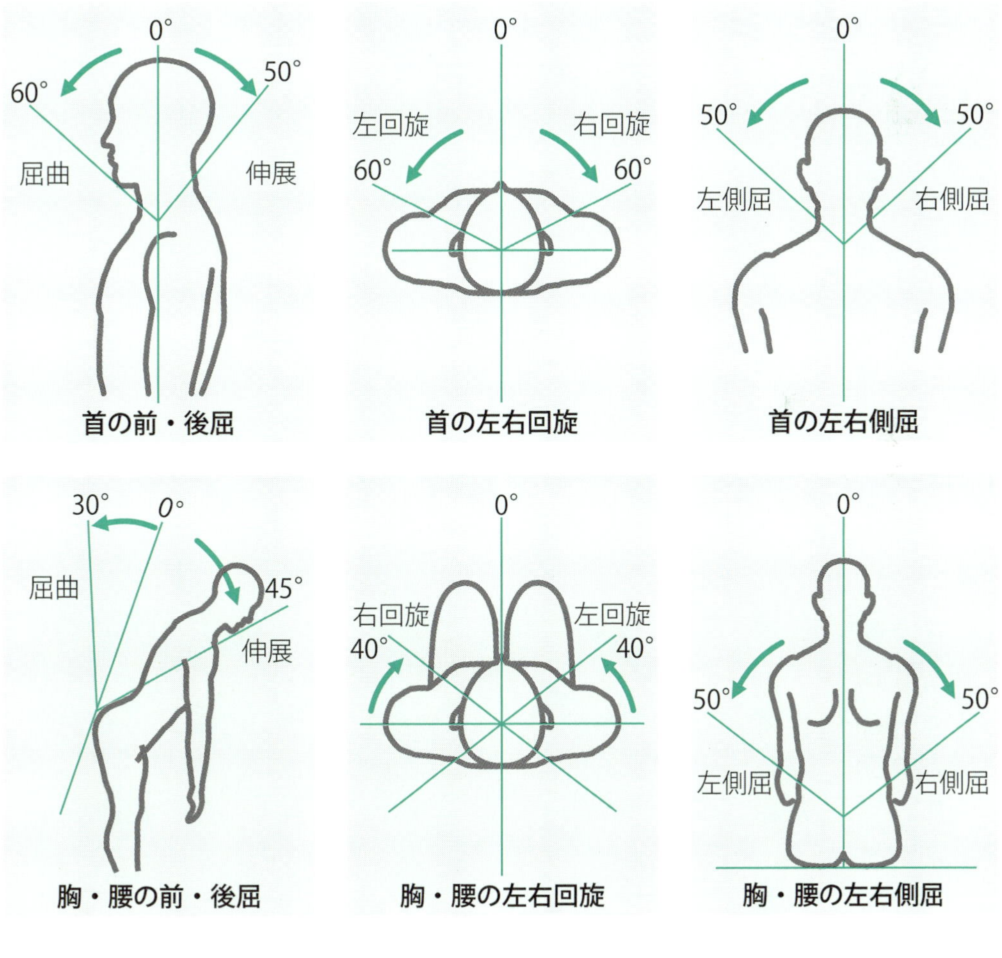

日本整形外科学会と日本リハビリテーション医学会「関節可動域表示ならびに測定法」（日本整形外科学会ホームページ）をもとに作成

あなたはどうでしょうか？
それぞれの動作をゆっくりとしてみて、□にチェックを入れてみましょう。

① 首を左右にひねってみましょう。
両方、同じようにひねることができますか？

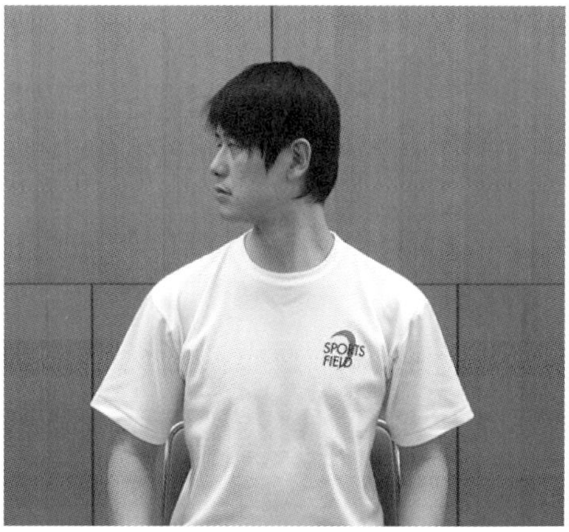

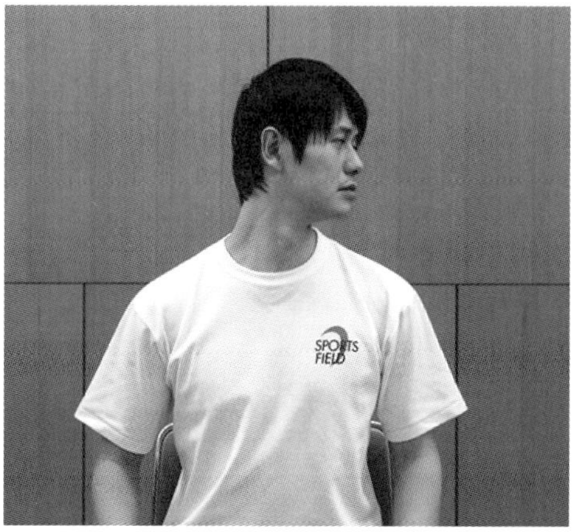

□ 両方同じように楽にできる　□ 右側がひねりにくい　□ 左側がひねりにくい

② 前屈と後屈をしてみましょう。両方、同じようにできますか？

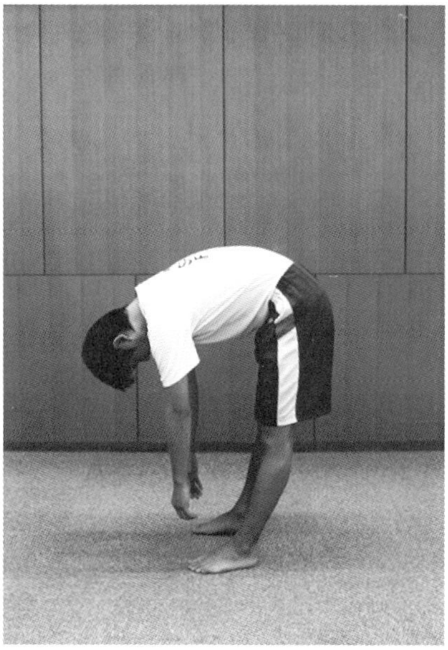

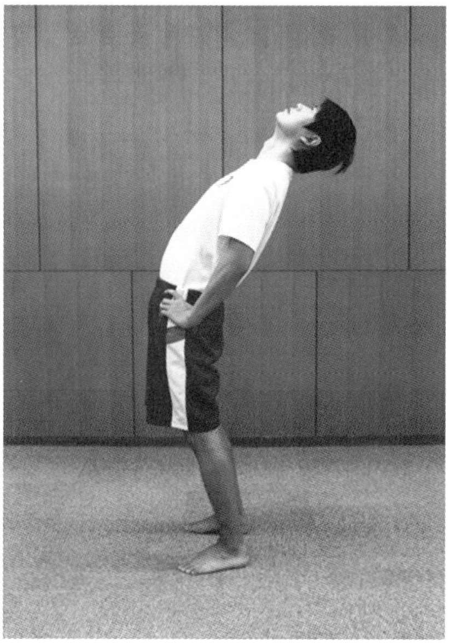

□ 両方同じように楽にできる　□ 前屈がきゅうくつ　□ 後屈がきゅうくつ

③　左右に体を曲げてみましょう。両方、同じようにできますか？

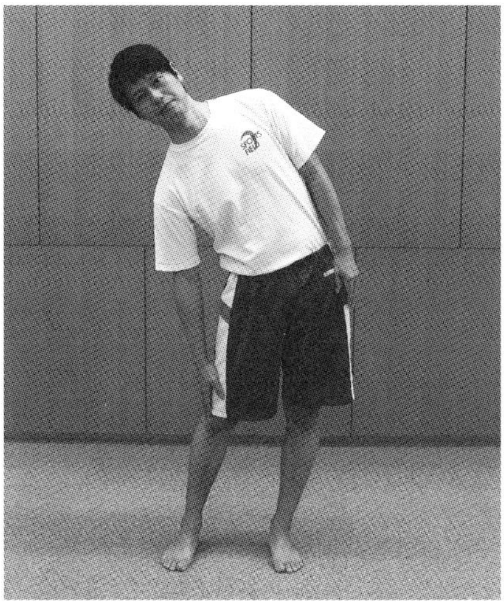

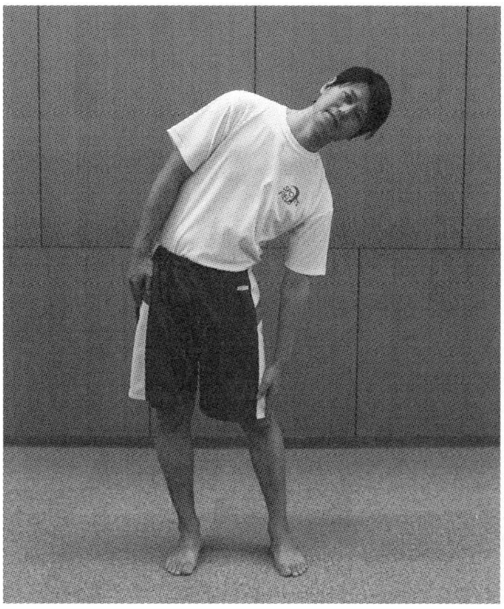

□ 両方同じように楽にできる　□ 右側がきゅうくつ　□ 左側がきゅうくつ

④　左右に体をひねってみましょう。両方同じようにできますか？

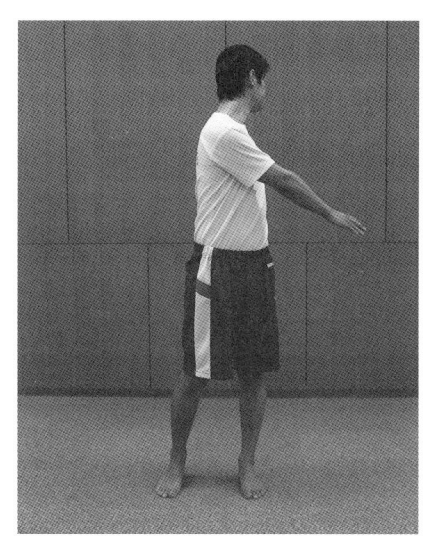

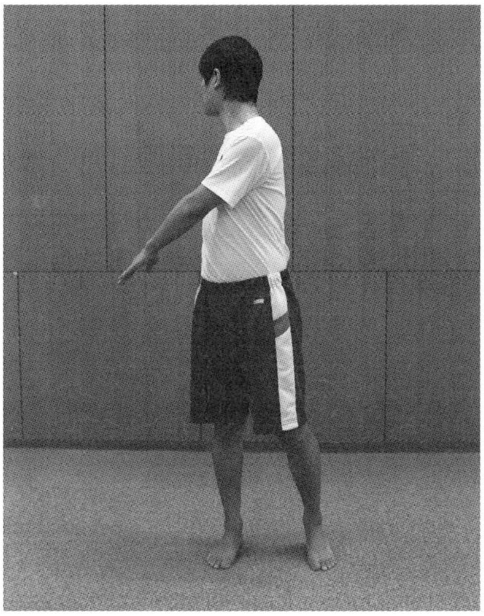

□ 両方同じように楽にできる　□ 右側がきゅうくつ　□ 左側がきゅうくつ

全部「両方同じように楽にできる」にチェックを入れることができましたか？
前後・左右の動作をくらべてみると、違いがあることが少なくありません。
なぜ、このような違いが生じるのでしょうか？

3　体のゆがみの原因は、ゆるみ筋＆こわばり筋

これまでチェックしてきたように、姿勢が前後や左右のどちらか一方に傾いていたり、左右の動作の感じが違っていたりすることは少なくありません。なぜでしょうか？

筋肉は、日常的に繰り返される体の使い方に適応して、その状態が変化します。よく使う筋肉は強くなり、あまり使わない筋肉は弱くなります。また、長い間、同じ姿勢や動作を繰り返していると、その状態のまま筋肉が固定してしまいます。

筋肉の使い方	筋肉の状態		
	強さ	硬い	軟らかい
よく使う	強い	こわばり筋①	◎（よく伸びる）
あまり使わない	弱い	（こわばり筋②）	ゆるみ筋 （軟らかいというより ゆるんでいて弱い）

私は、上のように、使いすぎて縮んだ筋肉（こわばっている筋肉）を「こわばり筋」、使わなさすぎて伸びて縮む力が弱くなった筋肉（こわばり筋に引き伸ばされてゆるんでいる筋肉）を「ゆるみ筋」と呼んでいます。筋肉の使いすぎ・使わなさすぎ、伸びすぎ・縮みすぎが、体のゆがみに影響します。

厳密にいうと、あまり使わないために硬くなる筋肉（②）もこわばり筋となるケースがありますが。ここでは、よく使うことで硬くなる筋肉をこわばり筋と呼ぶことにします。

「ゆるみ筋」と「こわばり筋」は、体にとって不都合な筋の状態をあらわしています。図でみてみましょう。

図①は、筋肉がリラックスしたノーマルな状態です。図②、③のように、一方の筋肉が縮むと、もう一方の筋肉は伸ばされます。

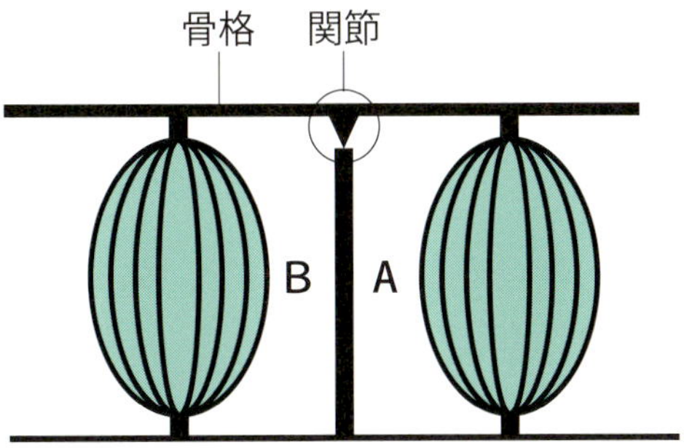

① 筋肉がリラックスしたノーマルな状態

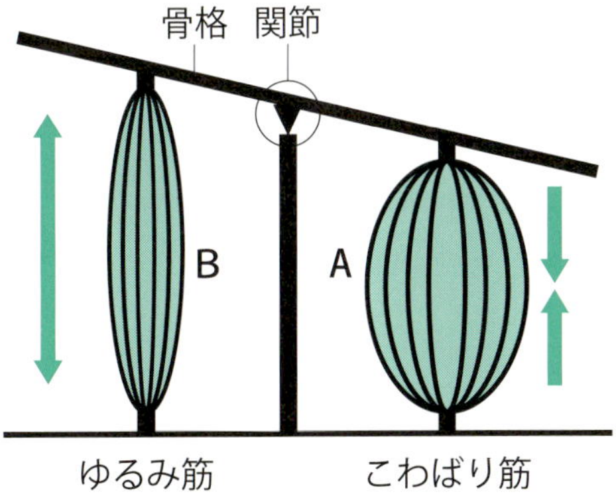

② Aの筋肉が縮むと、Bの筋肉は伸ばされる

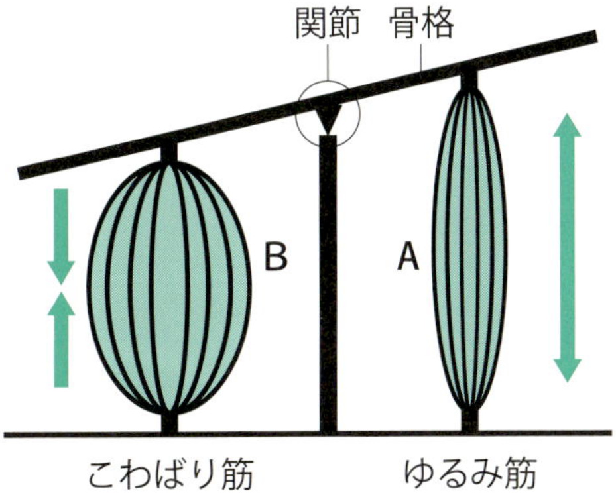

③ Bの筋肉が縮むと、Aの筋肉は伸ばされる

どちらの筋肉も、休ませれば①の状態に戻りますが、②や③のように、いつも一方の筋肉ばかりを使っていると、その筋肉は縮んだ状態のままとなります。そうなると、もう一方の筋肉（②のＢや③のＡ）は伸ばされた状態が続き、縮む力が弱くなってしまいます。

一方の筋肉が縮んだままの状態でいると、もう一方の筋肉が縮もうとするときにブレーキがかかった状態になります。このため、大きな力を発揮することができません。ゆるみ筋＆こわばり筋は、体の動きに悪影響を及ぼすことになるのです。

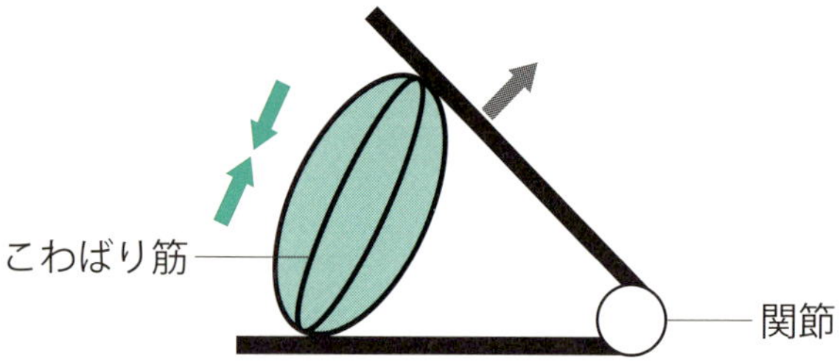

こわばり筋がブレーキになるため、黒い矢印の方向へは力強い動きができない

また、筋肉は関節をまたいで骨に付着しているので、「ゆるみ＆こわばり」というアンバランスな状態になると、こわばり筋が骨を一方向へ引っ張り続けることになるために、骨格のゆがみが生じることになります。骨格のゆがみは姿勢の傾きとなってあらわれますが、この点について、第２部でみることにしましょう。

コラム　筋力は鍛えなくても向上することがある

ある日、プロの競輪選手が私のクラブを訪ねてきました。

「片側の脚を踏み込むときにまったく力が入らず、もう一方の脚だけで踏み込んでいる感じなんです。何とかなりませんか？」と。

本人の体を眺めると、両脚とも周囲が65㎝はありそうな逞しい太モモです。筋力不足が原因で踏み込みに力が入らないようにはとてもみえません。

そこで、立っているときの姿勢や歩行動作をチェックしてみると、体に左右の傾きがみられ、片側の脚に体重が乗りやすく、もう一方の脚には乗りにくいという状態であることがわかりました。

さらに、股関節のまわりの筋肉をチェックしたところ、片側の脚の外側の筋肉が異常にこわばっていて、もう一方の外側の筋肉はゆるみ、力が入らないという予想どおりのアンバランスが生じていることがわかりました。

このような場合は、こわばっている側の筋肉をほぐすと、もう一方の筋肉に力が入るようになり、姿勢も歩行動作も驚くほど改善されます。数日後、本人からは「調子よく自転車に乗れている」との連絡が入りました。

上はスポーツ選手の例ですが、日常生活の中でも同じことがいえます。家に閉じこもりがちな生活や運動不足の生活が続くと、筋力は低下します。低下した筋力を回復させるためには、筋肉に負荷をかけて強化しようという発想になるのが一般的です。筋力が弱くなると動けなくなるからとスポーツジムに通い、痛くてもガマンしながら筋トレを繰り返している方もいることでしょう。

痛みを感じながら無理に動くのは逆効果です。自分の体のどの部分の筋肉が「強いのか、弱いのか」「硬いのか、軟らかいのか」を知り、硬い筋肉は軟らかくほぐし、弱い筋肉は強くする。弱く細くなったゆるみ筋の動きにブレーキをかけているこわばり筋をゆるめることができれば、強さが回復します。つまり、無理をして鍛えなくても筋力は回復する、という現象が起こるのです。

今、スポーツジムにあるトレーニングマシンは安全性に優れていて、簡単に筋トレをすることができます。ですが、重たいものを持ち上げることだけがトレーニングだと考えているような人も少なくありません。

何事にも、目的があって、そこへ到達するための手段（方法）があります。トレーニングもしかり。いまやっている方法が目的にあっているのかどうか、時々は、振り返ってみたいものです。自分の筋肉や骨格系のバランスをくずすような方法は、健康づくりであるはずの場で、健康を損ねるという不幸につながります。

これは何としても避けなければなりません。

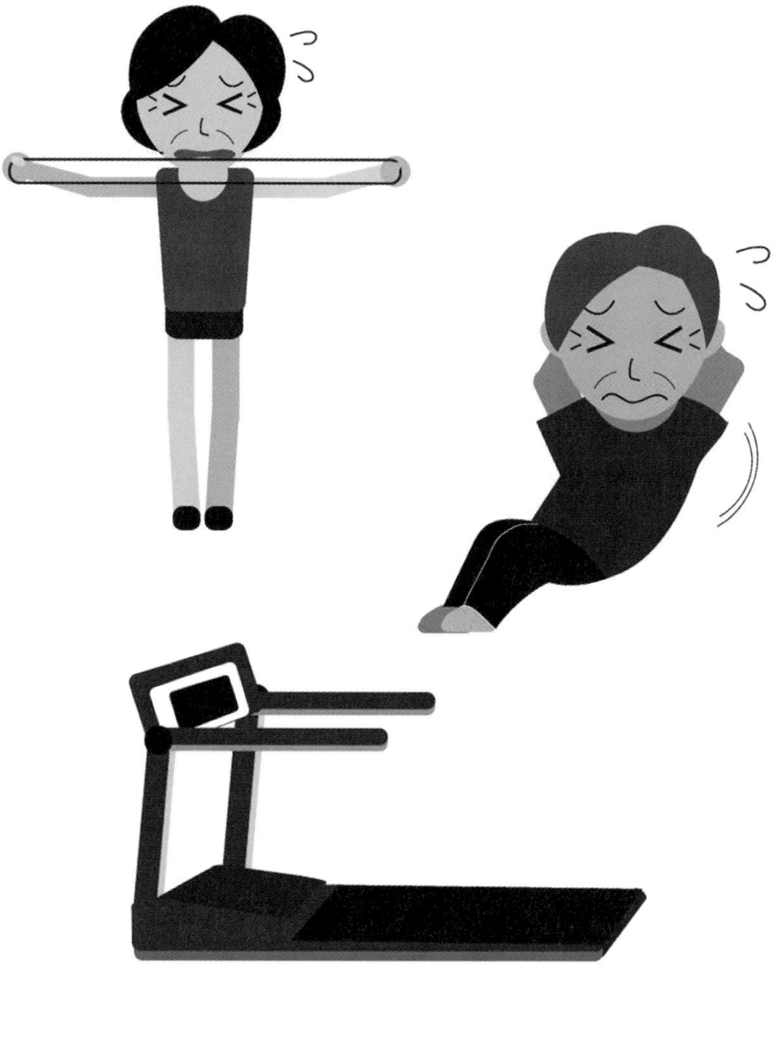

あなたは大丈夫？

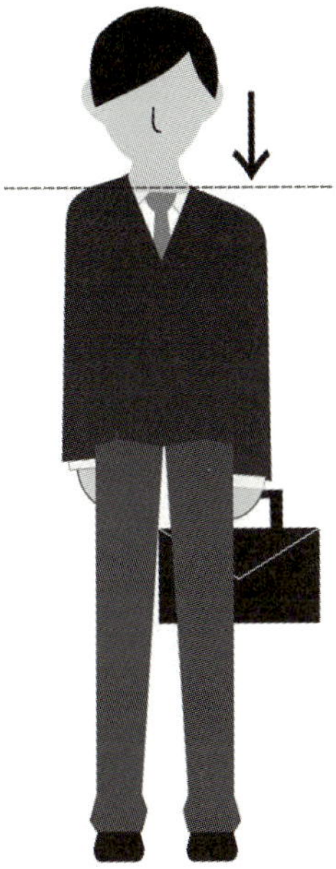

□ 荷物をいつも同じ手で持っている

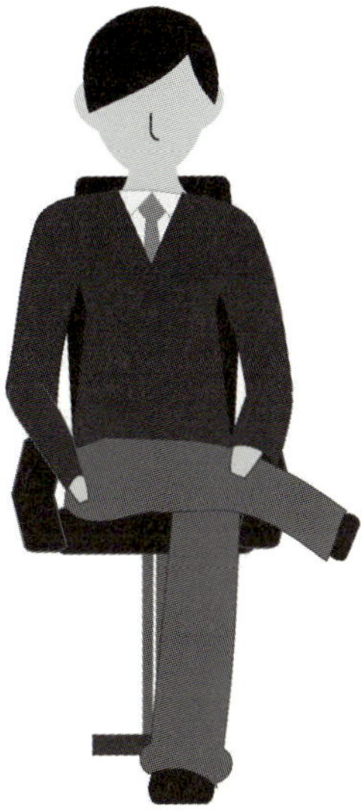

□ 座っているときにいつも同じ側の脚を組んでいる

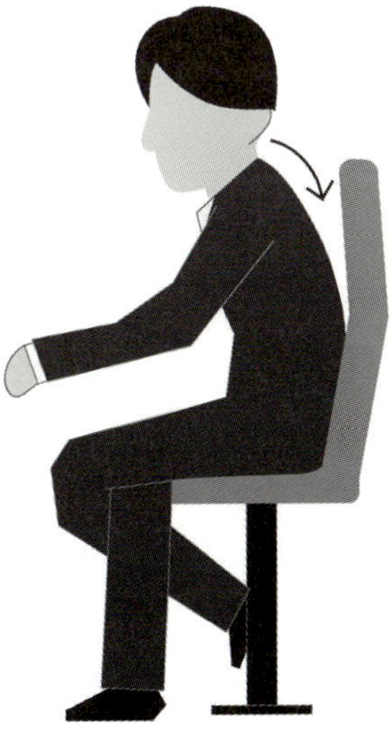

□ 座り姿勢で背中を丸めている（猫背）

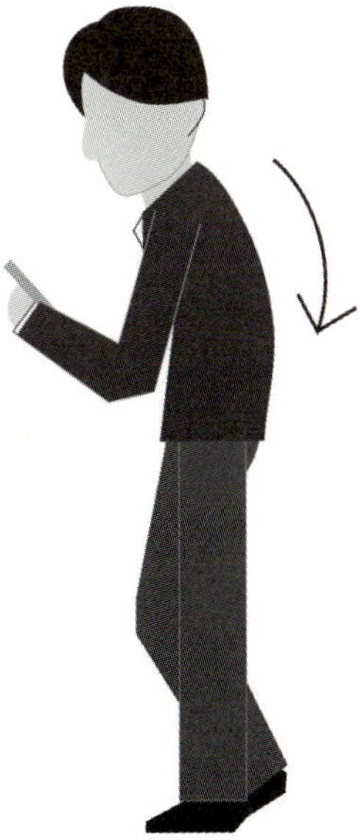

□ スマホをよく使う

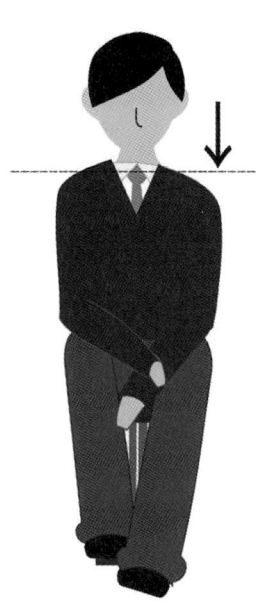

□ 座っているときにお尻の左右のどちらかに体重がかかっている

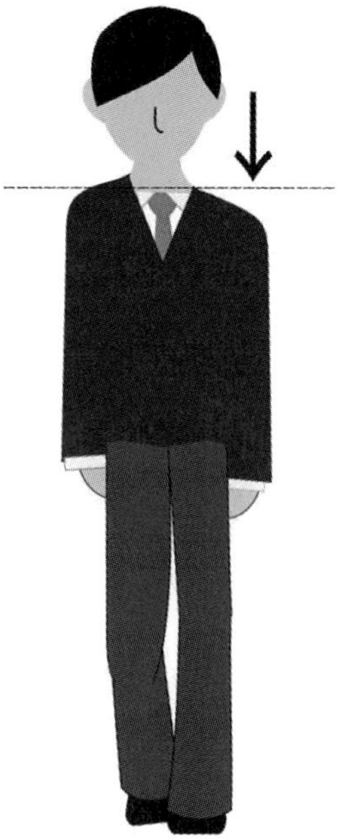

□ 立っているときに左右どちらか一方の脚に体重をかけるクセがある

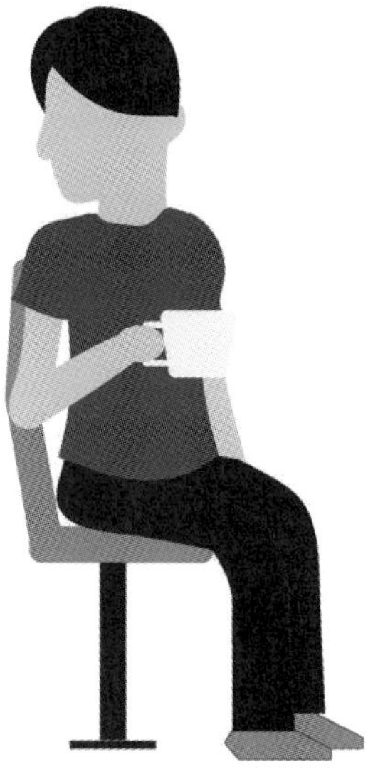

□ いつも体をひねった状態でテレビをみている

□ 階段を上り下りするときの一歩目の足がいつも左右どちらかに決まっている

□ 左右の歩幅が大きく異なる

2

10歳若返る
姿勢のコンディショニング

「若返り」というと、多くの人は顔など肌のお手入れをイメージすることでしょう。ですが、数メートルも離れてみると、顔の造作はよくわからないものです。一方、姿勢はどうでしょうか？立っている姿、歩いている姿は、あらゆる方向から人にみられています。100メートル離れていても、その姿をみるだけで、あの人は「老けている」、この人は「若々しい」と印象づけます。自分の姿を自分でみることはできませんが、人の姿はよくみえるものではありませんか？

姿勢は、まわりの人にその人の年齢をイメージさせてしまいます。姿勢が少し変わるだけで、若々しい印象を与えることができます。鏡で顔をみて肌のお手入れをするのと同じように、自分の姿勢をみて感じ意識して、ととのえる習慣を身につけると、誰でも10歳ぐらい若返ることができます。

ここでは、そのような習慣を身につける方法をご紹介します。

1　立っているときの姿勢

２ページでチェックした姿勢を、筋肉や骨格の状態と重ねてみてみましょう。

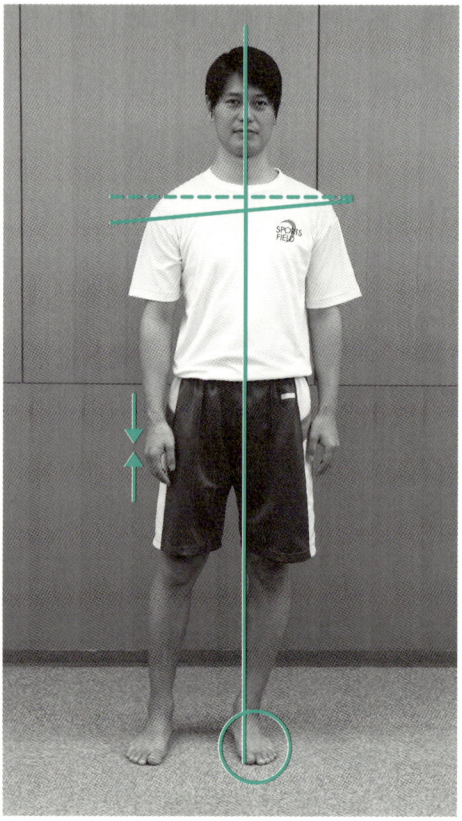

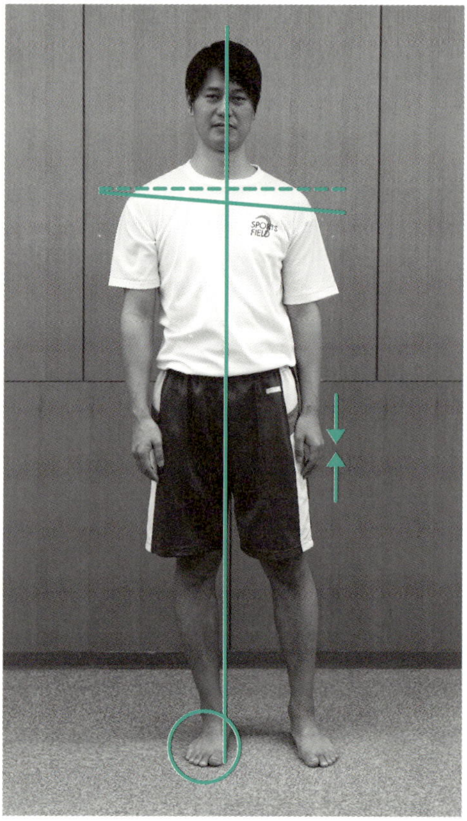

左右の肩が下がっています。○印のように重心が左右の一方にかたより、筋肉が緊張しています。このため、骨盤も傾き、骨盤の上に立ち上がっている背骨もゆがんでいます。

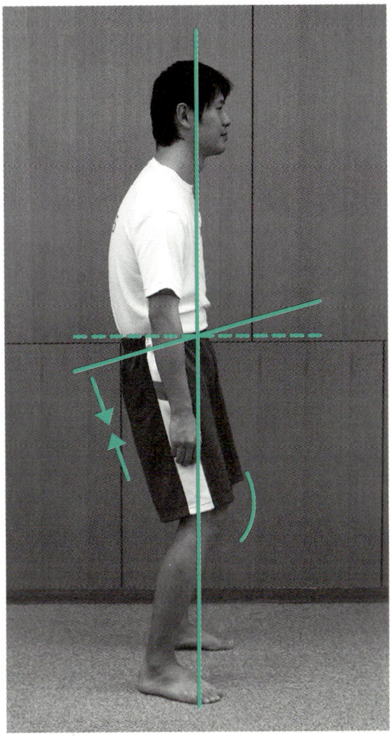

高齢者によくみられる姿勢です。骨盤が後ろに傾き、腰が曲がって背中が丸くなり、ヒザが曲がっています。体が前かがみになるためバランスがくずれやすく、転びやすい姿勢といえます。

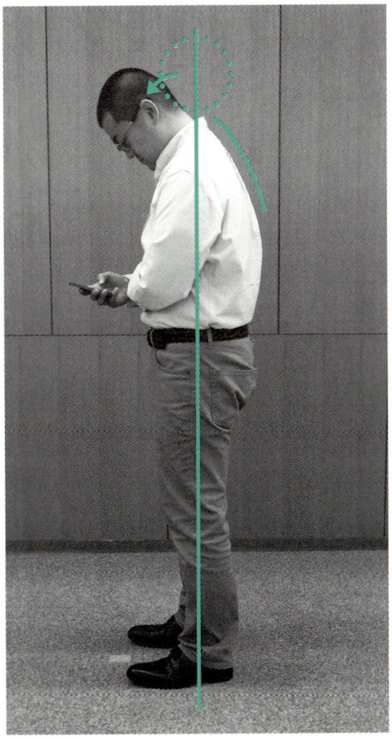

若い人たちにも多くみられる猫背の姿勢です。背中が丸くなり、胴体の真上にあるべき頭が前に飛び出しています。

頭の重さは体重の約８％あるといわれています。体重50～60kgの人の頭の重さは約４～4.8kgあることになります。５kgのお米ぐらいの重さがある頭が体の中心軸のラインから前の方に飛び出すと、頭が前に落下するのを止めようとするため、首や肩の筋肉が後ろの方へ頭を引き戻そうと働き続けます。

このため、これらの筋肉はつねに緊張している状態になります。当然、首や肩のコリや痛みが生じやすくなります。

コラム「気をつけ」はよい姿勢？

子どもの頃、「気をつけ！」「姿勢を正して！」とよく言われました。背筋をまっすぐに伸ばすのがよい姿勢であると教えられた記憶があります。背筋を伸ばして胸を張る「気をつけ」は、一見するとまっすぐで綺麗な姿勢のようにみえます。

しかし、実際にやってみると、背中の筋肉が緊張し、とてもきゅうくつで無理のある姿勢であることに気づきます。この姿勢を長い間維持することはできません。

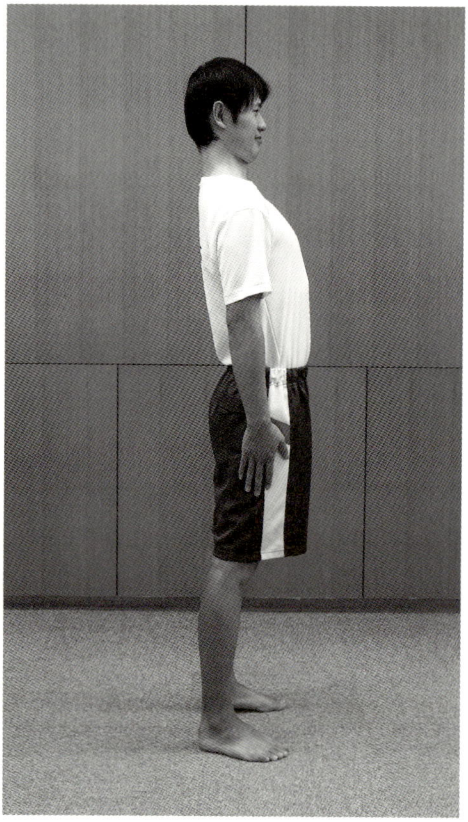

日本人の本来の立ち姿勢は、「上《じょう》虚《きょ》下《か》実《じつ》」であるといわれます。下半身はしっかり地に立ち、上半身は無駄な緊張をなくした、いわゆる「自然体」です。体に無駄な緊張感がなく、自然に立った姿勢が、結果としてよい姿勢であることが理想でしょう。

2　座っているときの姿勢

よくみかける姿勢です。背中が曲がり、骨盤が後ろに傾いているため、腰や首に負担がかかります。

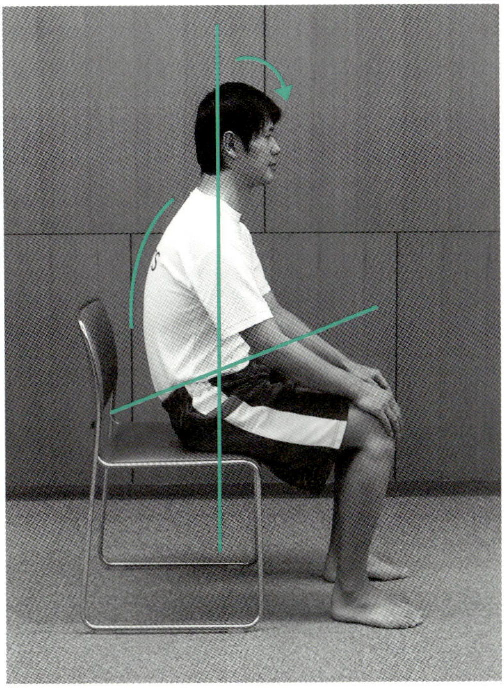

「気をつけ」のように背筋を伸ばした姿勢ですが、背筋が強く緊張していて、みていてもきゅうくつな感じが伝わってきます。

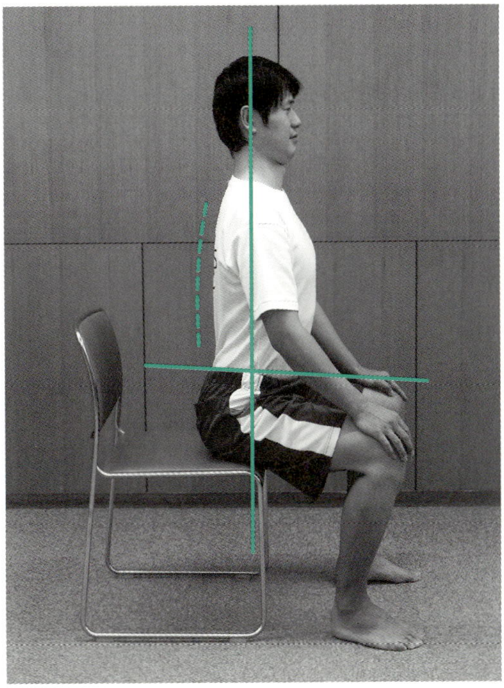

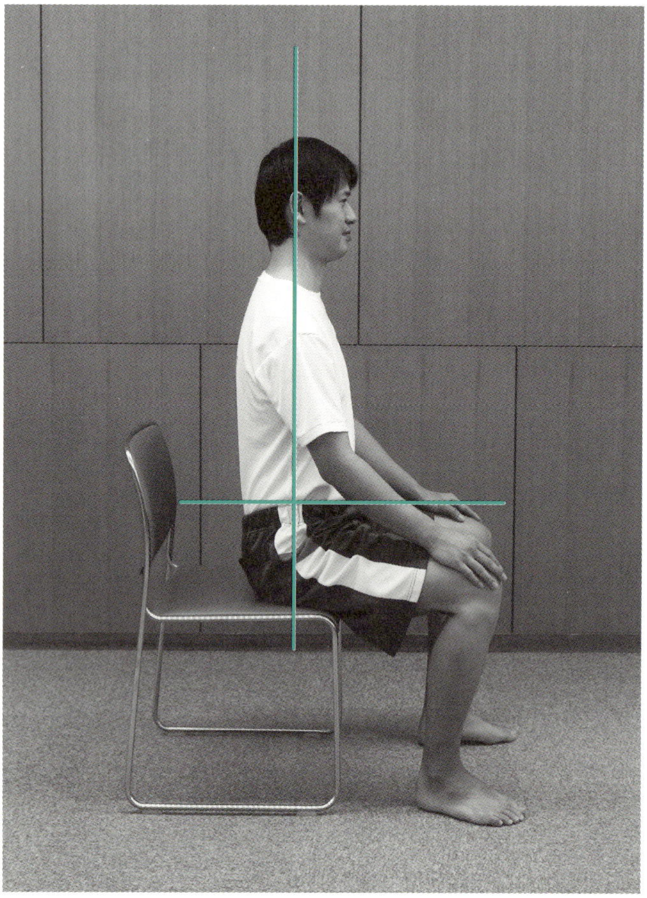

自然で、楽な姿勢です。骨格を軸として体の重さを支えているため、筋肉が無駄な緊張から解放されます。

コラム　なぜ寝返りをうつのか？

「いつも左を向いて寝ている」、あるいは、「右を向いて寝ている」と言う人がいます。しかし、障害がある場合などを除けば、７～８時間も寝ている間、ずっと同じ姿勢で眠り続けるとは考えにくいでしょう。同じ姿勢を続けると、体のある部分にだけ圧力がかかるため、床ずれの原因にもなりますし、血流も悪くなってしまいます。

体というのは「ここちよさ」を求め、「不快感」を避けるものです。寝ているときでも、同じ姿勢でい続けることから生まれる不快感を避けるために、体は無意識のうちに寝返りをうって、バランスを回復させせようとします。理屈を考えながら動いているのではなく、不快感からのがれようとする無意識の動きが「寝返り」です。

さて、寝ているときの姿勢は、無意識の時間なので自然にまかせるしかないのですが、ベッドや布団が軟らかすぎないこと、重たい頭を支える枕の高さがポイントになりそうです。枕は、高すぎても低すぎても、けい椎《つい》の自然なカーブをくずすことになります。

立っているときの姿勢と同じように、仰向けに寝ているときには“肩と耳を結ぶライン”、横を向いたときには“体の中心線と鼻を結ぶライン”がポイントになります。寝返りをうっても、この二つのラインが大きくくずれない枕の高さが目安になるでしょう。

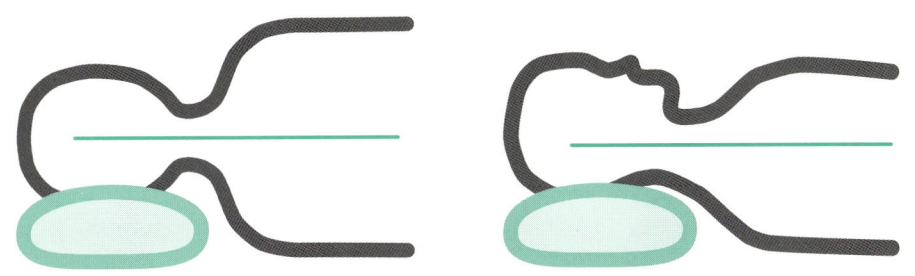

3　歩いているときの姿勢

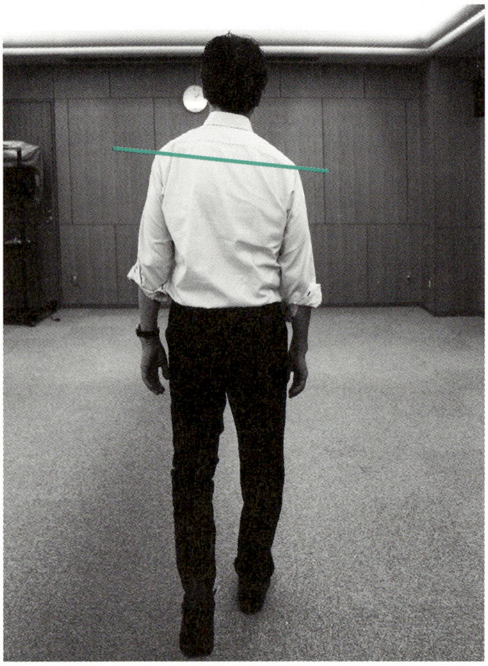

左右の肩の位置をみてみましょう。

右の足が着地するときに同じ右側の肩が落ちています。このような人は、立っているときの姿勢でも右側に傾いているかもしれません。腰まわりの筋肉が弱くなっていたり、硬くなっていたりするなど、腰周囲の筋肉がアンバランスになっている可能性があります。

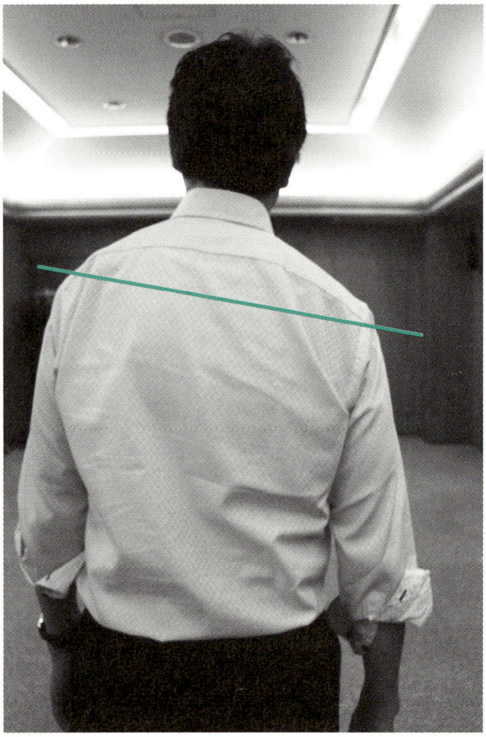

このような姿勢で歩行を繰り返していると、体のゆがみが固定して、慢性的な腰痛・ヒザ痛・股関節痛などにもつながる可能性があります。

4　体のゆがみは生活習慣から

人の体は、赤ちゃんのときにはゆがみがありません。成長して大人になり、左右どちらか一方にかたよりすぎた体の使い方を繰り返していくうちに、ゆがみをつくり出してしまいます。

正面あるいは背面からみて、骨盤に左右の傾きがない場合、また、側面からみて前後の傾きがない場合、骨盤の上に背骨がまっすぐに立ち上がります。しかし、骨盤に傾きがあると、その上の背骨やけい椎《つい》も傾くことになります。

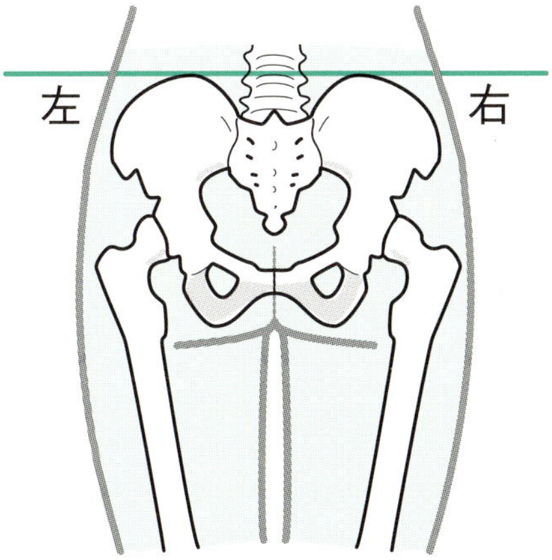

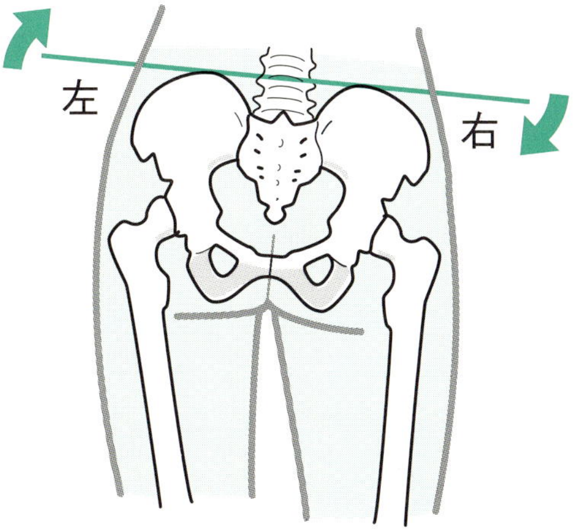

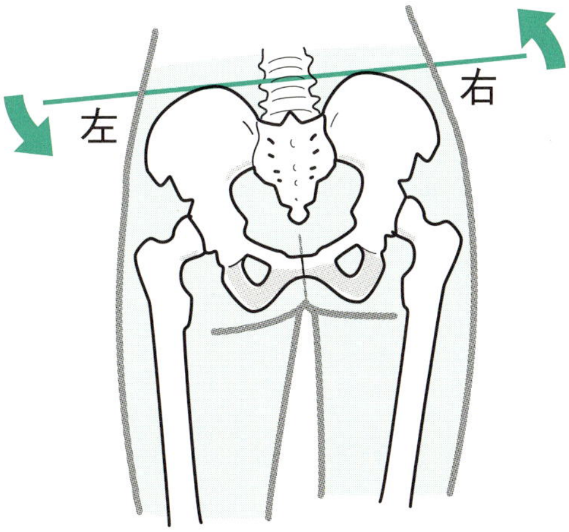

体のゆがみは、骨格それ自体のゆがみというよりも、関節をまたいで骨に付着し、関節を動かす役割を担っている筋肉の状態に影響され、つくり出されます。つまり、筋肉の状態が左右・裏表でバランスがとれていれば、骨格もゆがまないということになります。言葉を換えれば、筋肉のバランス不良が体のゆがみを形成するということになります。

腰痛、肩コリ、ヒザ痛は、整形外科の検査では異常がない場合もあるという話をよく耳にします。しかし、原因がないのに痛みが生じるでしょうか。筋肉のバランス不良からくる体のゆがみが、痛みの原因となるケースも少なくないと考えられます。

自分の体のどの部分が「強いのか、弱いのか」「硬いのか、軟らかいのか」を知り、自分の体の状態に合わせた対応ができることが理想です。日頃から体のバランスを意識し、硬い筋肉は軟らかくし、弱い筋肉は強くするなどの方法でバランスを回復させれば、とくに検査で異常がないケースでは痛みの緩和が期待できます。また、体の使い方、動かし方が改善されるため、日常の動作も楽になるでしょう。

次からは、その方法を４ステップに分けてご紹介します。

ステップ1　足裏感覚を意識する
ステップ2　積み木感覚で姿勢をととのえる
ステップ3　一人でできるバランス回復体操
ステップ4　骨盤のねじれ・傾きを改善

5　一人でできる　姿勢のコンディショニング

ステップ1　足裏感覚を意識する

18ページのコラムで述べたように、無駄な緊張をなくして自然に立つと、力みのないよい姿勢になります。実際にセルフチェックをしながら、姿勢のイメージづくりをしてみましょう。

キーワードの一つ目は、「足裏感覚」。立っているときに足の裏で感じる重さ感です。足裏感覚は、いま自分がどのような姿勢になっているかを教えてくれます。

自然な形で立ってみて下さい。足の裏のどこに体重がかかっていると感じますか？

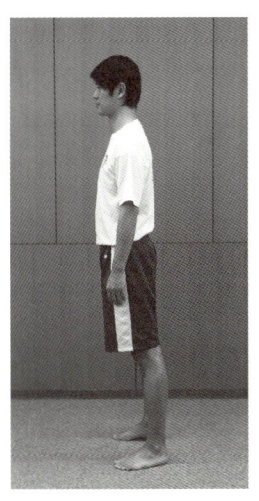

□ つま先側に体重がかかっている

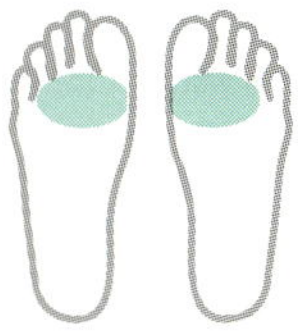

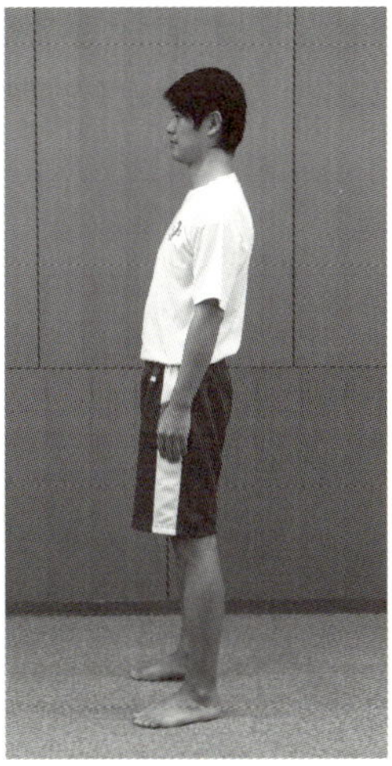

□ かかと側に体重がかかっている

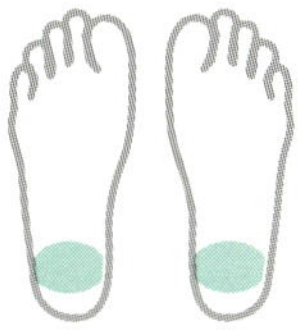

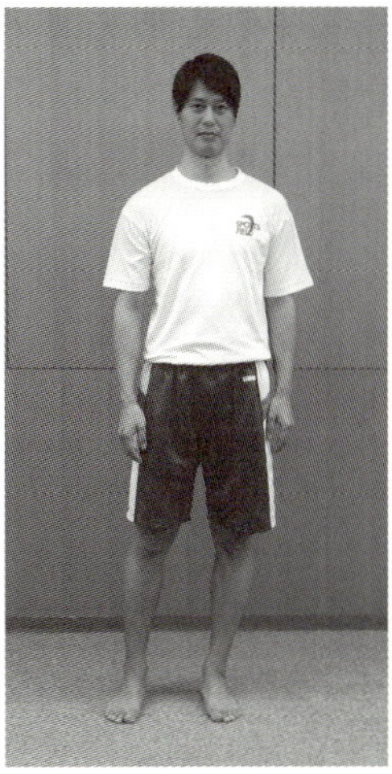

□ 左に体重がかかっている

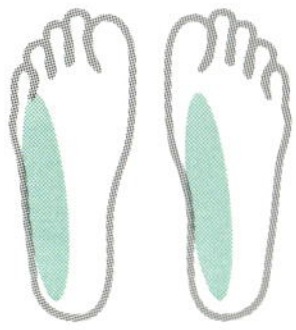

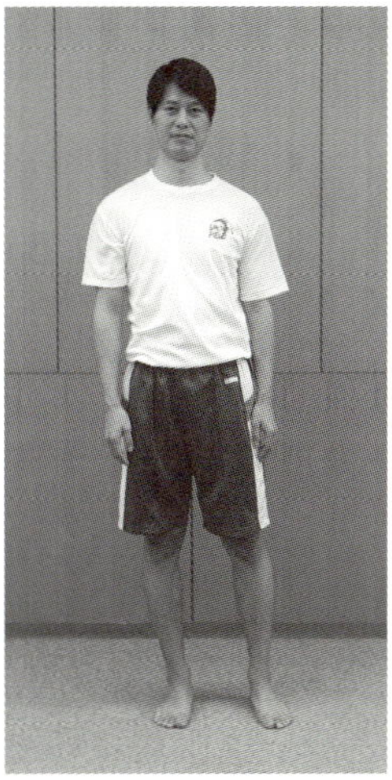

□ 右に体重がかかっている

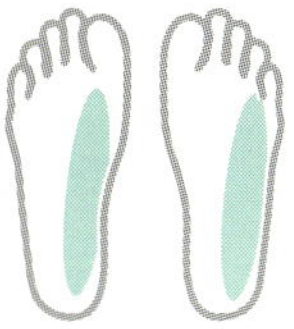

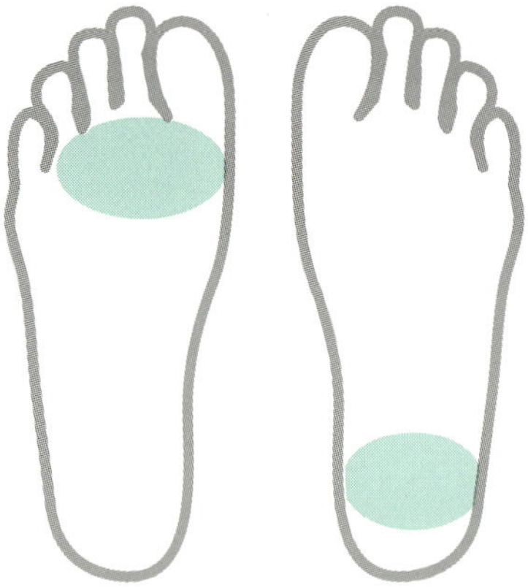

□ 左はつま先側、右はかかと側
に体重がかかっている

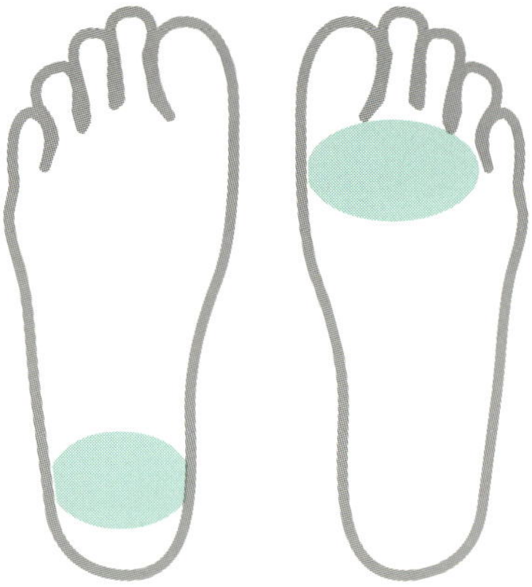

□ 右はつま先側、左はかかと側
に体重がかかっている

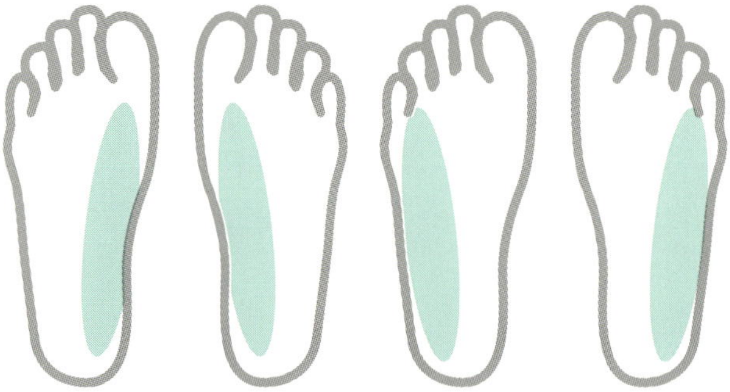

□ 左右両側とも内側(外側)
に体重がかかっている

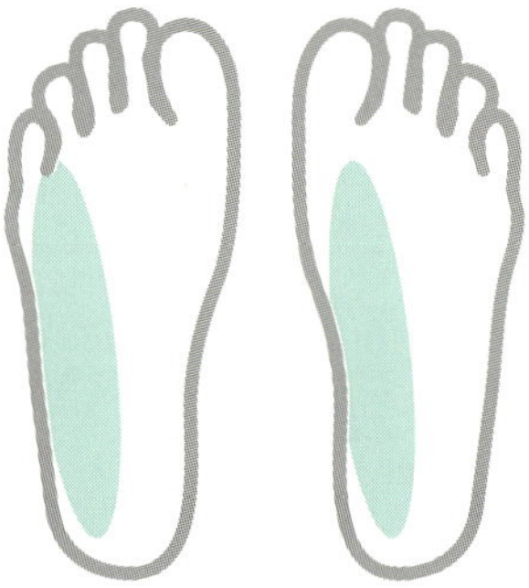

□ 左は外側、右は内側に
体重がかかっている

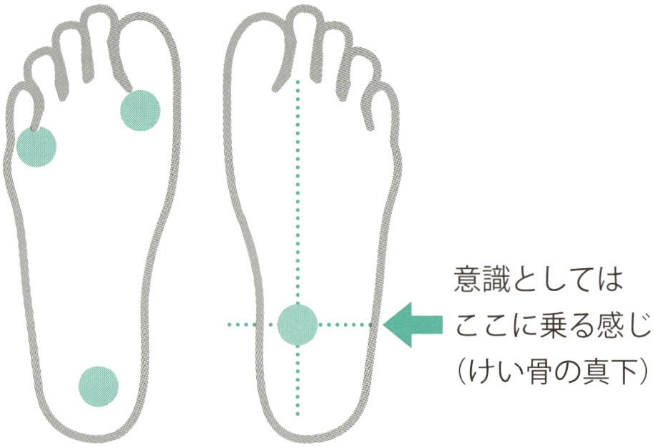

□ 足裏全体にフラットな感じで
体重が乗っている

　重心がかかっている位置によって、姿勢も違ってきます。鏡の前でそれぞれに重心をかけて姿勢をみてみるとよいでしょう。

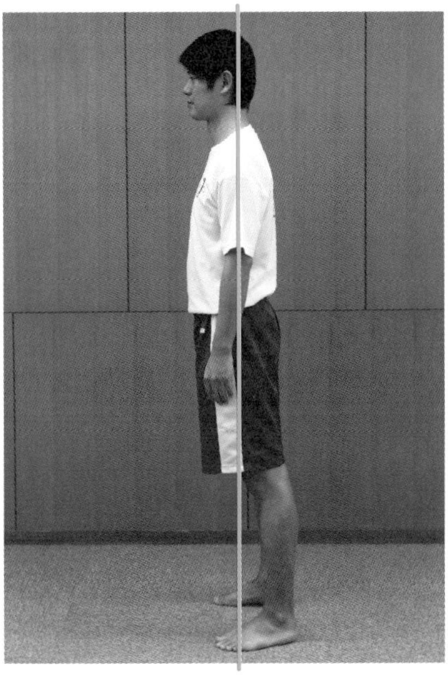

つま先側に体重がかかっている

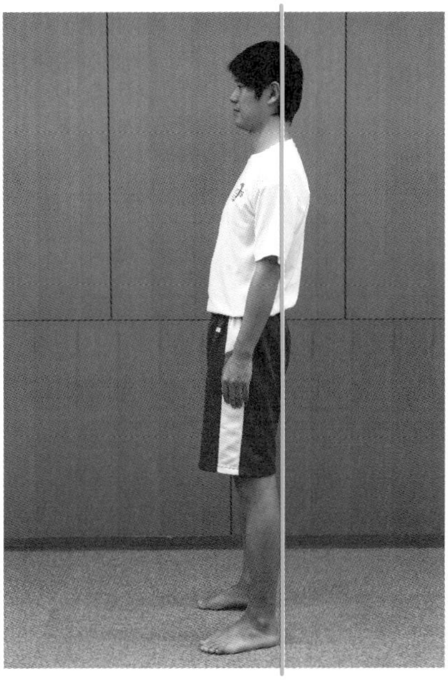

かかと側に体重がかかっている

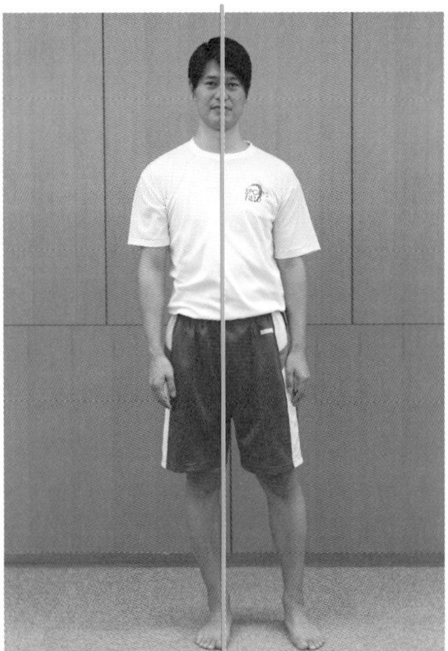

右に体重がかかっている

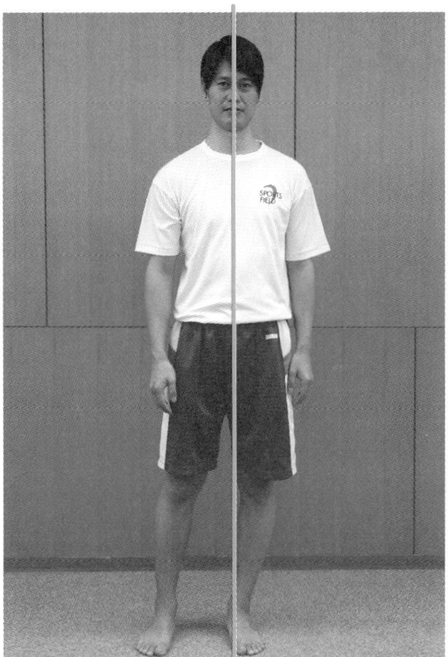

左に体重がかかっている

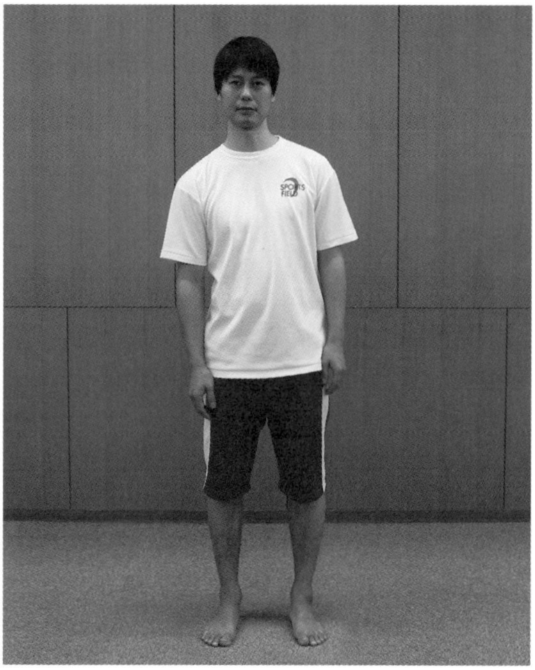

□ 右はつま先側、左はかかと側に体重がかかっている

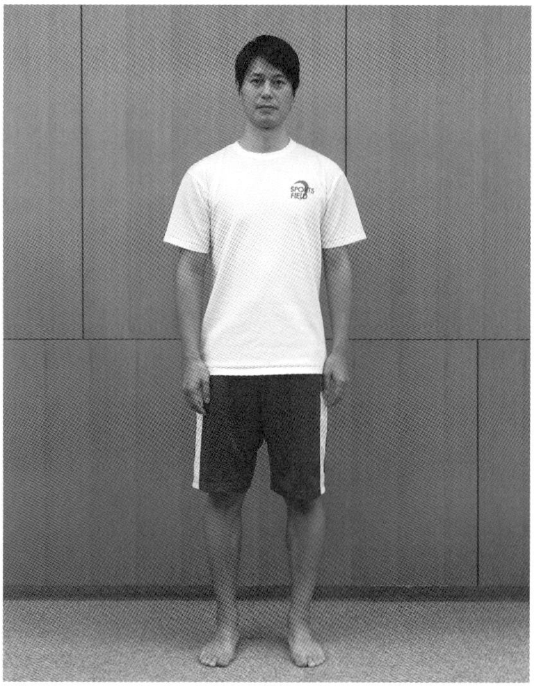

□ 足裏全体にフラットな感じで体重が乗っている

足裏の前後・左右のどれかに重心がかかると、体の筋肉はどうなるのでしょうか？　試してみましょう。直立の姿勢で足裏を意識します。

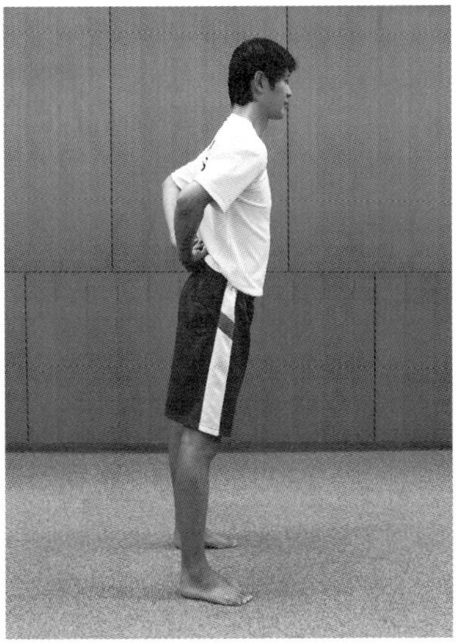

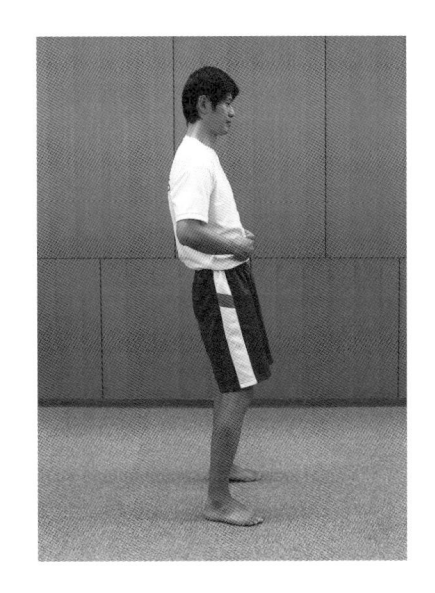

つま先側に体重を乗せていくと、ふくらはぎや背筋など体の背面が緊張します（写真左）。逆に、かかと側に体重を乗せていくと、太モモの前や腹筋など、体の前面が緊張します(写真右)。

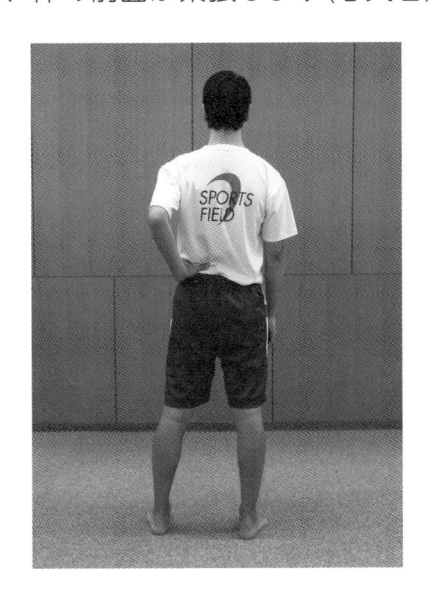

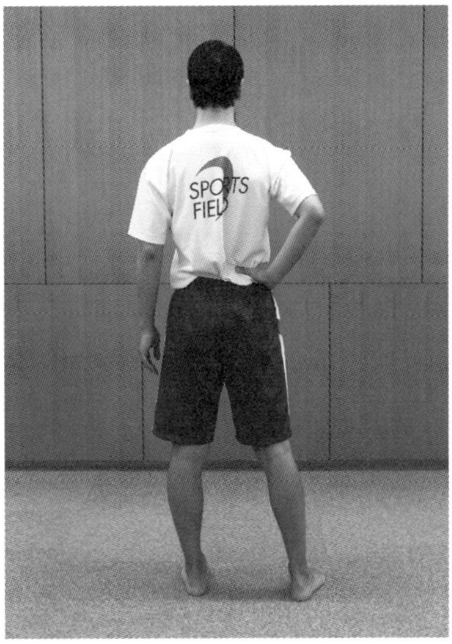

右足に体重を乗せると、左の背筋の緊張が強くなることがわかります(写真左)。逆に、左足に体重を乗せると、右の背筋の緊張が強くなることがわかります(写真右)。

足裏にかかる体重のバランスがかたよると、ある部分の筋肉が緊張する（こわばる）ことがおわかりでしょうか。第１部で、よく使う筋肉はこわばり筋になりやすいというお話をしました。重心がいつもかたよっていると、気がつかないうちに片側の筋肉が緊張し続けて、こわばり筋となってしまうことがあります。

とくに、背筋の左右どちらかがこわばっていると骨盤が傾くため、骨盤の上に立ち上がっている背骨もゆがんでしまいます。さらに、いろいろな筋肉が骨盤と下肢をつないでいるので、骨盤の傾きが、腰ばかりではなく股関節やヒザ関節など、体のさまざまな部位に慢性的な痛みをつくり出してしまうことも考えられます。このようなプロセスに気づき、みずから修正しようとすることがとても大切です。

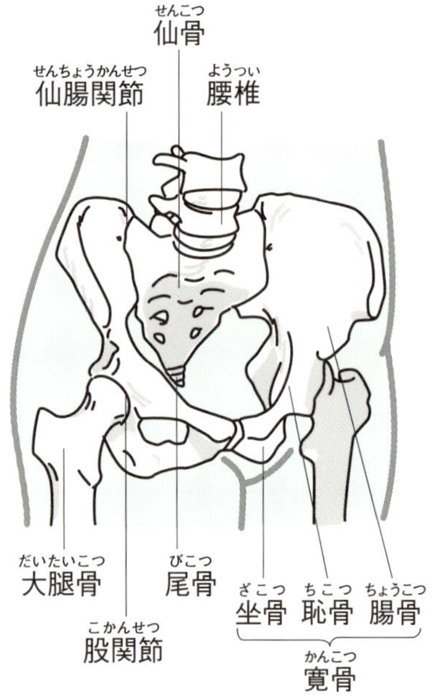

骨盤の上に立ち上がっている背骨

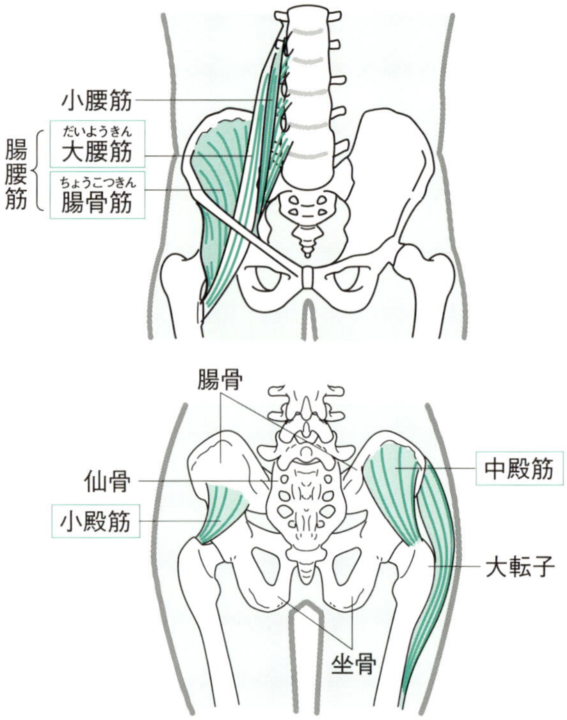

骨盤と下肢をつなぐ筋肉

ふだんから、体重が足裏全体に左右均等でフラットになるように意識してみてはいかがでしょうか。さらに、頭が胴体の上にまっすぐに乗っていることを意識してみましょう。これが、ステップ２でご紹介する積み木感覚です。

コラム　座っているときは「坐骨フラット感覚」で

立っているときの足裏感覚と同様のことが、椅子に座った状態でもいえます。右のお尻に体重を乗せれば左の背筋が緊張し、左のお尻に体重を乗せれば右が緊張します。

座るときは、お尻にかかる重さが左右にかたよらない姿勢を保つことが大切です。体重が左右の坐骨に均等に乗るように意識し、さらに、頭部が胴体の上にまっすぐに乗っていることを意識するだけで、体の一部が過剰に緊張することなく、よいバランスを保つことができます。

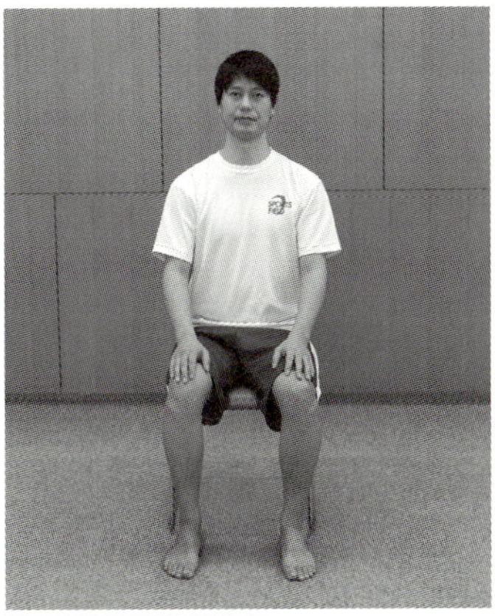

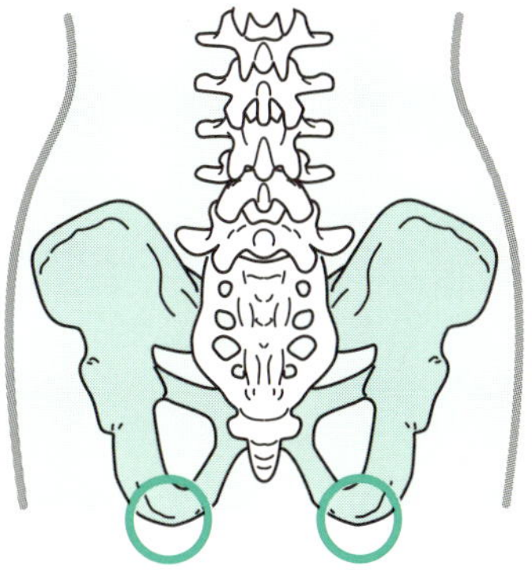

座って脚を組むときも、一方の脚ばかりをいつも上にして組むようなことは避け、左右の脚を同じくらいの時間で組み替えるようにした方がいいでしょう。

同様に、よく女性が畳の上で座る「横座り」も、いつも同じ向きで座っていると、骨盤がねじれたり傾いたりしますので注意が必要です。

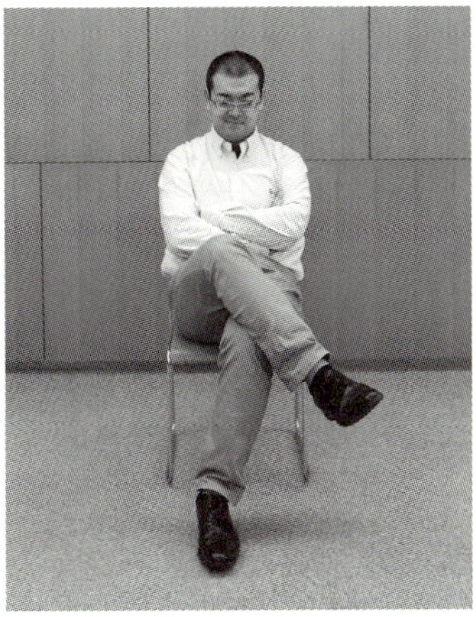

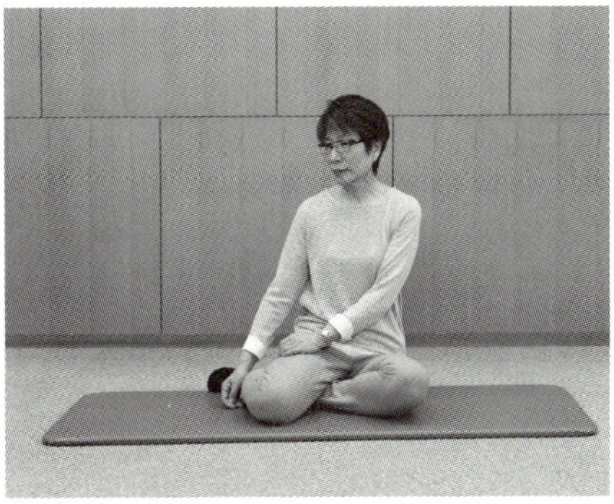

ステップ2　「積み木感覚」で姿勢をととのえる

次は、頭部、胸部、腰部(骨盤)を積み木にたとえた「積み木感覚」です。

自然な形で立ってみて下さい。腰（骨盤）、胸部、頭部を積み木のように重ねるイメージを描きます。骨盤の積み木の上に胸部の積み木がのり、胸部の積み木の上に、頭部の積み木がのっているイメージです。

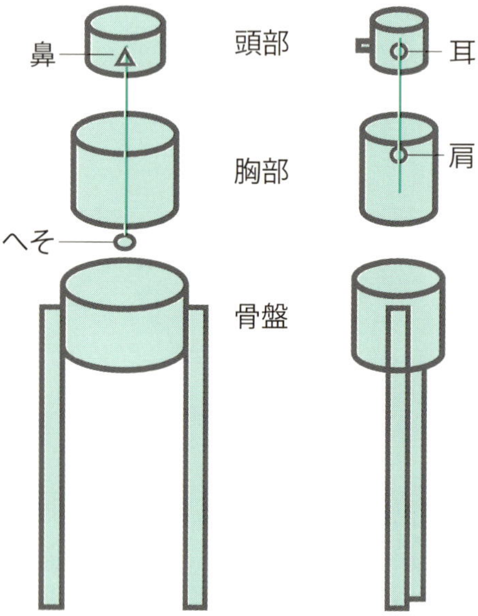

腰の上にまっすぐ胴体をのせ、
胴体の上に頭をまっすぐにのせる

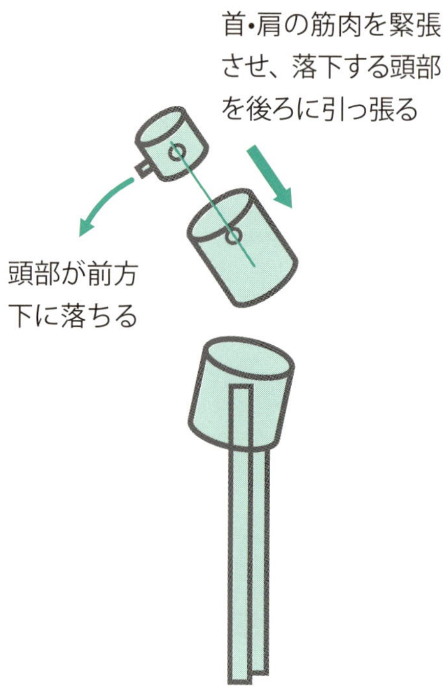

いちばん上の頭部積み木が
前方にずり落ちると…

下側の積み木がバランスよく立っていないと、その上の積み木はうまく重なりません。

頭部の積み木が、胸部の積み木から前方に滑り落ちるようなシーンが多くなると、頭部の落下を防ごうとして首、肩、背中の筋肉が緊張を続けることになり、肩がこってきます。

積み木をうまく積み重ねるイメージを持つことによって、筋肉の過剰な緊張を避けることができます。

あなたは大丈夫？　スマホ姿勢とPC姿勢

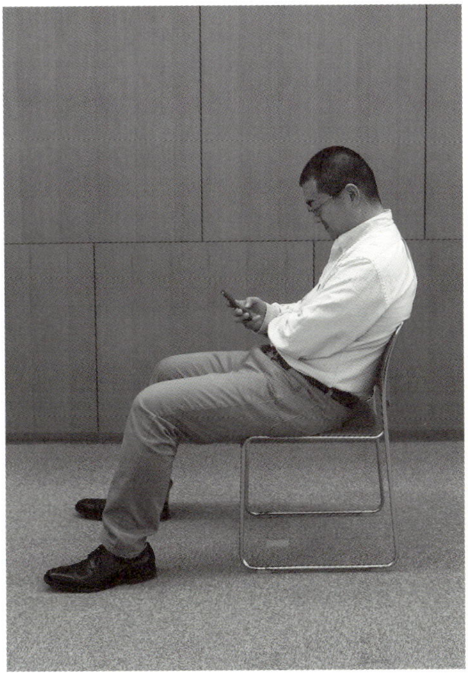

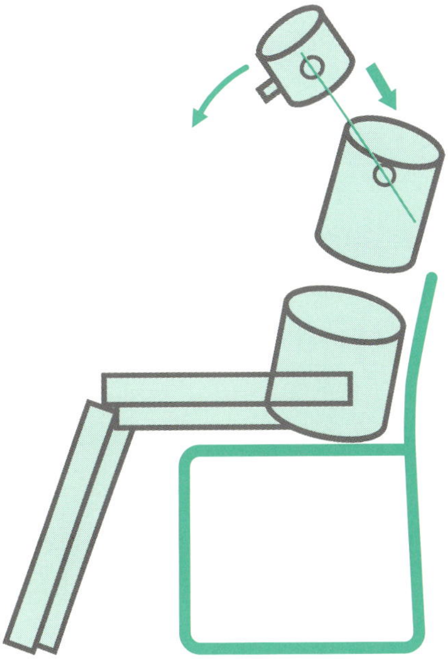

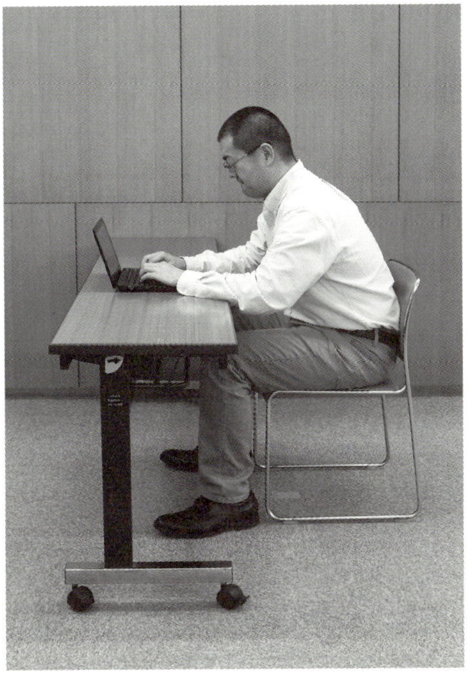

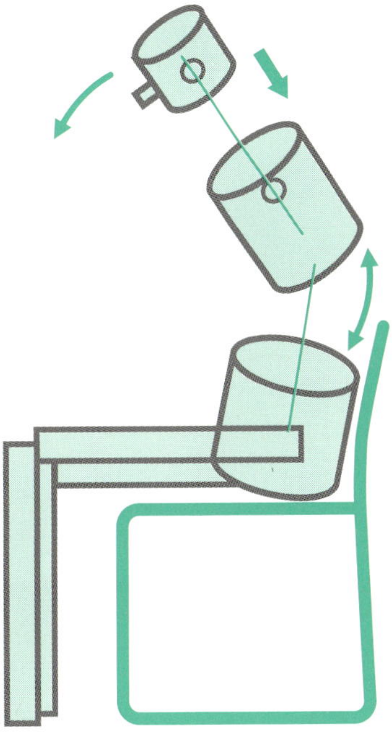

コラム　意識するだけで姿勢が変わる?

姿勢づくりの講座を担当したときのことです。３人がチームになって、１人の姿勢を２人が評価するというグループワークをしました。

１人の後ろ姿を見て、「右肩が上がっている」「左腰が高い」「首が右に傾いている」「重心が片側に寄っている」などと２人が指摘しあいました。私もその様子を後ろから眺めていました。

すると、評価されている人の姿勢がどんどん変わっていくことに気がつきました。「あれ、姿勢が変わってきましたね」と、本人に指摘すると、「エッ、私は、何も意識していないのですが」と困惑顔。２人のささやきが耳に入り、無自覚のうちに姿勢が調整されたのかもしれません。

本書をいま、ご覧になっているあなたも、読んでいるだけで、知らず知らずのうちに自分の姿勢を意識して、背筋を伸ばすなどしてはいないでしょうか？

起きている間じゅう、姿勢を意識し続けるなど、とうてい不可能です。時々、いまの自分の姿勢はどうなっているかしら？　と少し意識してみて下さい。意識の仕方としては、「頭が胴体の上にまっすぐ乗っているかしら？」ぐらいの軽い問いかけでいいと思います。

「背中を伸ばさなければ」など、「○○しなければ」と意識してしまうと、緊張が強くなりすぎてしまうかもしれません。「背中、丸くなってないかしら？」「頭が前に飛び出してないかな？」という軽い問いかけの方が、無理のない姿勢ができるのではないかと考えています。時々、自分の体に聴いてみて下さい。

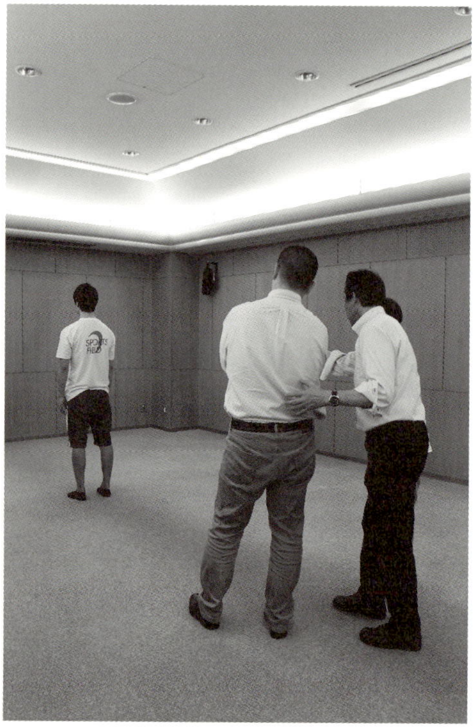

ステップ3　一人でできるバランス回復体操

ここでは、自分自身の身体感覚をたよりにしながら簡単にできるバランス回復体操を紹介します。体をゆっくりと動かしてみて、やりやすい動きを繰り返すことによって、筋と骨格のバランスを回復する体操です。

体をいろいろな方向に動かしてみて、気持ちのよい方向や動作をさぐり、その方向に動作をし、気持ちのよい位置を数秒間キープしてから瞬間的に（あるいは気持ちよく）脱力する。これを数回繰り返していくことで、やりにくかった部分のこわばりがほぐれ、痛みややりにくい動作が改善され、動きそのものが楽に、スムーズにできるようになるというものです。

こんな人・時に効果的

◎ 運動不足の人
◎ 肩コリ、腰痛、ヒザ痛などの慢性症状のある人
◎ スポーツやフィットネスのウォーミングアップやクーリングダウン
◎ 高齢の方の動作改善

メリット

☆ 普段着のままでできる
☆ 気持ちよく、無理のないように動くため、「ちょっとやってみようか」と軽い気持ちでできる
☆ 安全性が高いので、腰痛やヒザ痛など、体にいろいろなリスクを抱えている人や高齢の方、運動が苦手な方でも安心してできる

それでは、始めましょう！

まず、自分の体のバランスがどうなっているかをチェックし、結果を下のチェックシートに書き入れます。

〔1〕 体のバランスをチェックする

両足を平行にして、腰幅に開いて立ちます。

★気をつけること

① つねに息を吐きながら動く。
② 動きを味わうようにゆっくりと動作する。
はずみをつけて動いたり、早く動いたりしない。
③ 頑張って無理な動作をしない。
※柔軟テストではないので、体が硬いか軟らかいかというくらべ方はしません。どちらが「きゅうくつか」をくらべます。

チェックシート

どちらの動きの方がやりやすいですか？
やりやすい方に○印を、やりにくい方に×印をつけましょう。
×印をつけた動きのうち、痛みを感じたり、いちばんきゅうくつだったりした動きには、もう一つ×をつけます（××）。
両側ともやりやすい場合には、両方に○をつけます。

A　前屈、後屈	前屈	後屈
B　右曲げ、左曲げ	右曲げ	左曲げ
C　右ひねり、左ひねり	右ひねり	左ひねり

A　前屈、後屈

前屈と後屈で、どちら側がきゅうくつかをチェックシートに書き入れます。

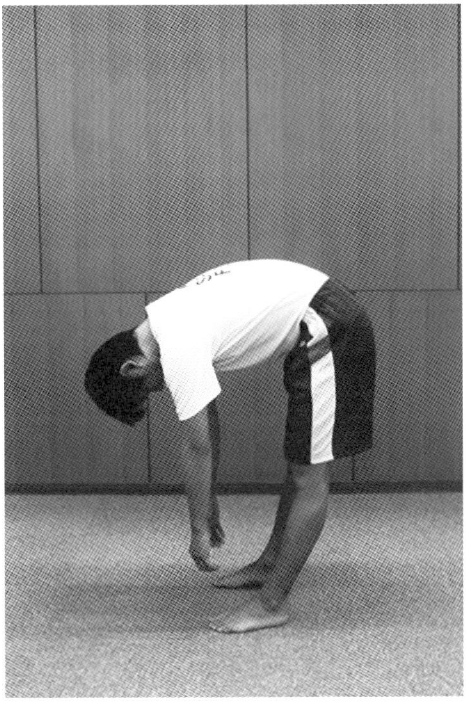

●**（前屈）**　息を吐きながらお尻を後ろにつき出すようにして、ゆっくりと体を前に倒します。つま先側に重心を乗せるとふくらはぎの筋肉が緊張してしまうので、かかとに重心を乗せるようにします。

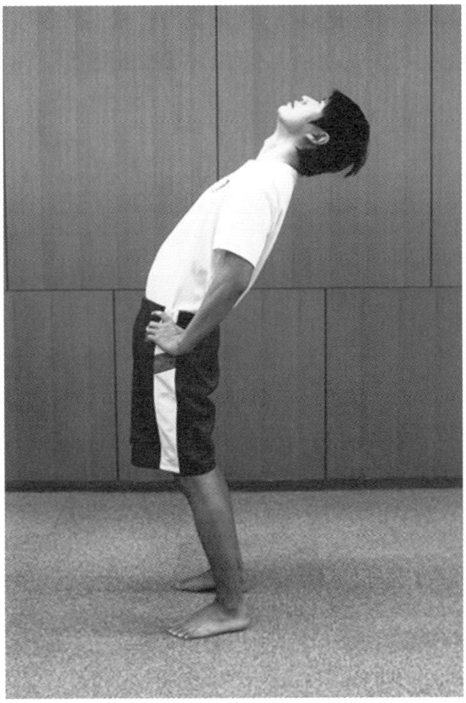

●**（後屈）**　腰に両手を乗せ、今度は下腹を前につき出しながら体を後ろにそらせます。頭は最後に後屈します。

B　右曲げ、左曲げ

右曲げと左曲げのどちら側がやりにくく、どちら側がやりやすいかを、36ページのチェックシートに書き入れます。

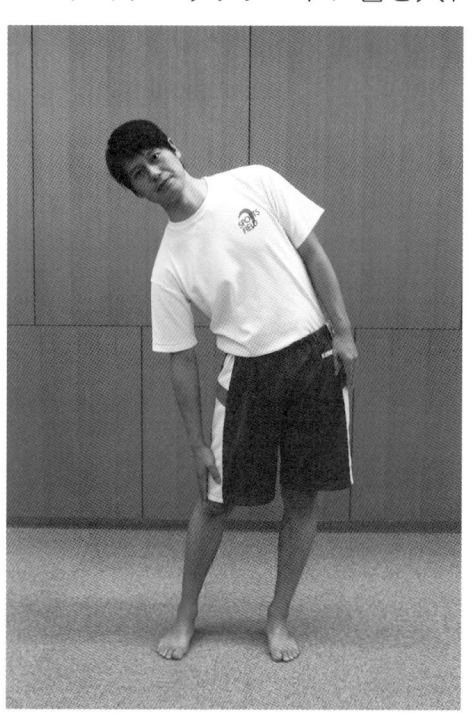

●**（右曲げ）**　左足に重心を乗せ、右側のかかとを軽く浮かせながら、右ヒザの横を触るようにして体を右側に曲げます。（無理をしてヒザの横を触る必要はありません。）

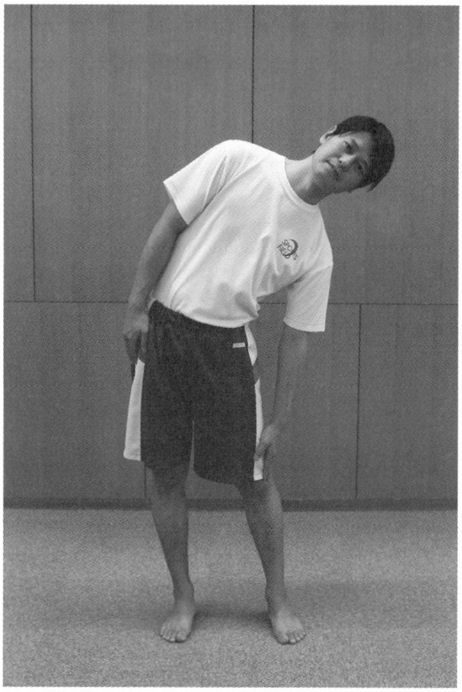

●**（左曲げ）**　右足に重心を乗せ、左側のかかとを軽く浮かせながら、左ヒザの横を触るようにして体を左側に曲げます。（無理をしてヒザの横を触る必要はありません。）

ポイント…体重をかける方の足の裏の外側に重心が逃げやすいので、足裏全体に体重がかかるように注意します。

C　右ひねり、左ひねり

右にひねるのと左にひねるのと、どちら側がやりにくく、どちら側がやりやすいかを、36ページのチェックシートに書き入れます。

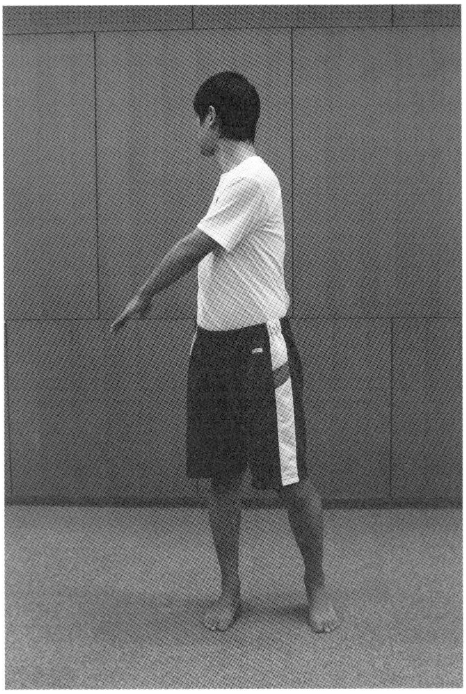

●（**右ひねり**）　右足に重心を乗せながら、吐く息に合わせて、右後ろを振り向くように無理のない範囲でひねります。左足のかかとは浮かせます。

ポイント…右にひねると右足の裏の外側に重心が逃げやすいので、足裏全体に体重が乗るように注意します。

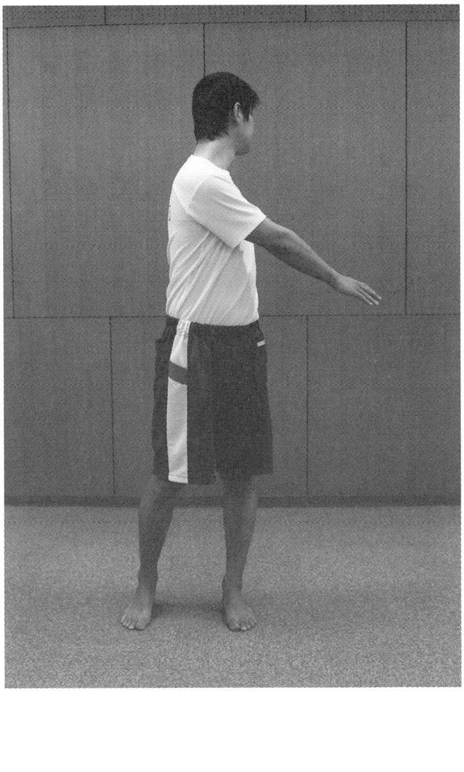

●（**左ひねり**）　左足に重心を乗せながら、吐く息に合わせて、左後ろを振り向くように無理のない範囲でひねります。右足のかかとは浮かせます。

ポイント…左にひねると左足裏の外側に重心が逃げやすいので、足裏全体に体重が乗るように注意します。

〔2〕 バランス回復体操でゆがみ直し

動作チェックの結果はいかがでしたか？

前後・左右の動作のどちらかがやりにくいということは、一方の筋肉がこわばっている可能性があります。硬くてこわばった筋肉が伸ばされるため、やりにくさを感じるのです。以下では、このようなアンバランスを回復するための体操を紹介します。

メニュー　自分で記入した36ページのチェックシートをみて、

前後屈動作のどちらかに×や××をつけた人は　⇨　44ページへ
横曲げ動作のどちらかに×や××をつけた人は　⇨　48ページへ
ひねり動作のどちらかに×や××をつけた人は　⇨　51ページへ

全体の流れは56ページにあります。

注意すること!!

① 忙しくて時間がないという方は、××をつけた部分の体操をするだけでもいいでしょう。時間があるときには、×や××をつけたすべての動作で、やりやすかった方の動作をしてみましょう。

② 両方とも×印をつけた動作では、基本的にどの体操もやりませんが、どちらかというと一方がやりやすく、一方がやりにくい場合はやりやすい側をします。ただし、どのようなやり方でも同じようにやりにくい場合は両側ともやりません。無理にやることでさらに痛めてしまう場合があります。

たとえば、前屈・後屈のどちらもやりにくい場合は、どちらもやらないで、左右の曲げやひねりをやってみます。このことによって、前後の動作のやりにくさ感が解消される場合があります。

③ 両方とも○印をつけた場合には、両方の動作を気持ちよくやってみてください。この場合はバランス回復体操というより、一般的な体操といえます。パスしてもかまいません。

④ 気持ちよく動くことを最優先にして、無理をして頑張りすぎないようにして下さい。柔軟テストのように、思いきり曲げたりひねったりすると、すべての動作がやりにくいものになってしまいます。

このバランス回復体操の最大のポイントは、

自分の身体感覚で前後・左右の動きの差を感じとる

ことです。そのためには、余裕をもって動くことが大切です。

コラム　気持ちよく動くだけで本当に効果があらわれるの？

バランス回復体操では、自分自身で左右や前後に体を動かして、動きにともなう気持ちよさ、やりにくさを、自分の感覚で探ります。そして、やりにくい動きはせずに、気持ちのよい動きのみを選びます。

「気持ちよく動くだけで、本当に効果があるの？」という疑問をもたれる方も多いかもしれません。実際に、同じ質問を講習会の参加者から受けることがあります。

一方、「半信半疑のまま家で続けていたら、通院しても解決しなかった長年の腰痛がなくなりました。こんな簡単なことをするだけで、このような効果があらわれたことに驚いています。」というお手紙や講座の参加者からのお声をいただくこともあります。

「体のゆがみを正すためにはこうしなければならない！」という思いでいると、逆に体は緊張してしまいます。自分の体の動きを感覚で受け止めながら、体の声に耳を傾けてみるような感じで、気楽に動いてみて下さい。

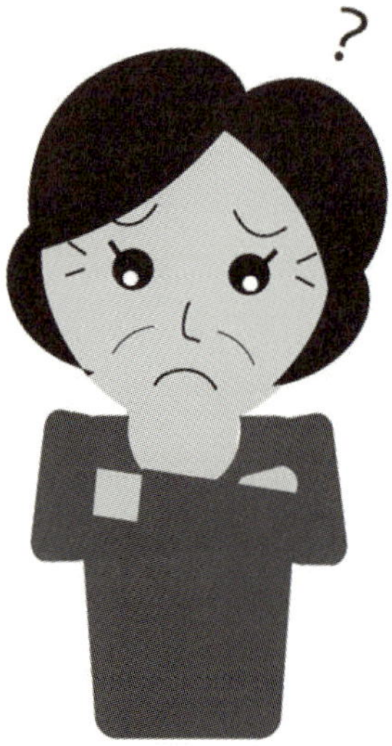

コ ラ ム 「前後左右同じように」ではなく、「前後左右の違いを意識する」

体操をするときに、私たちは子どもの頃から左右同じ動きをするように言われてきました。いまでも、前に曲げたら次は後ろ、右にひねったら次は左、というように、前後左右で同じように体を動かそうと思ってはいないでしょうか？

しかし、これまで述べてきたように、日常的な動作や姿勢の繰り返しによって、私たちの体は知らず知らずのうちにアンバランスを抱えがちです。一方向の動きはやりにくくて痛みも感じるのに、無理をして前後左右、同じように動こうとするのでは、かえって逆効果になることもあります。

「前後左右同じように」動くのではなく、むしろ、前後左右の違いに意識を集中させてみてください。バランス回復体操をして体のバランスがととのったところで、ラジオ体操のように前後・左右同じように動くという順をふむことで、体の動きは大きく改善します。運動やスポーツの前にするのも効果的です。

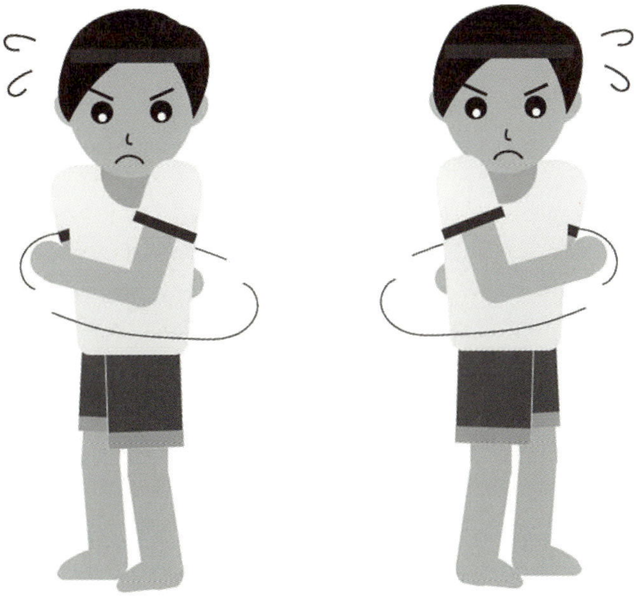

《前屈、後屈動作のバランスをととのえる》

（前屈、後屈のどちらかに×や××をつけた場合）

仰向けになります。まず、「腰上げ」と「足上げ」をしてみて、どちらがやりやすいかを判断します。

腰上げ

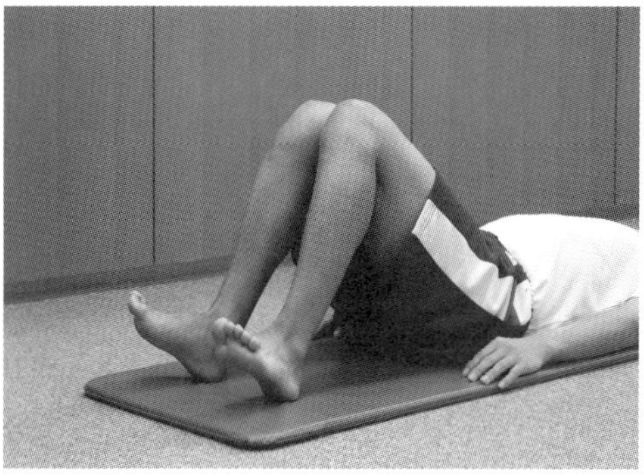

つま先を上げ、ヒザは閉じる

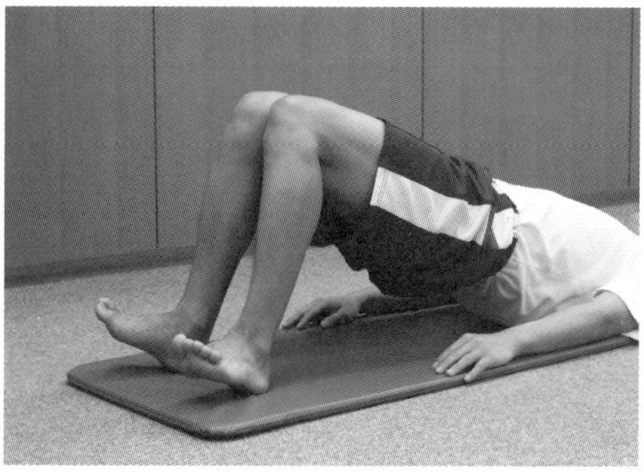

腰を浮かせ、静止する

足上げ

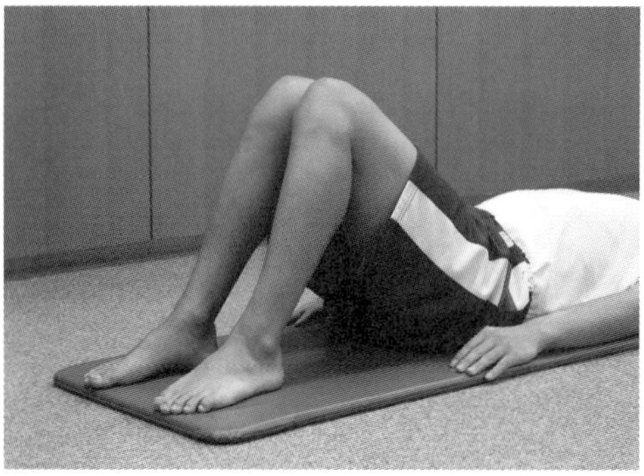

ヒザを90度に曲げる

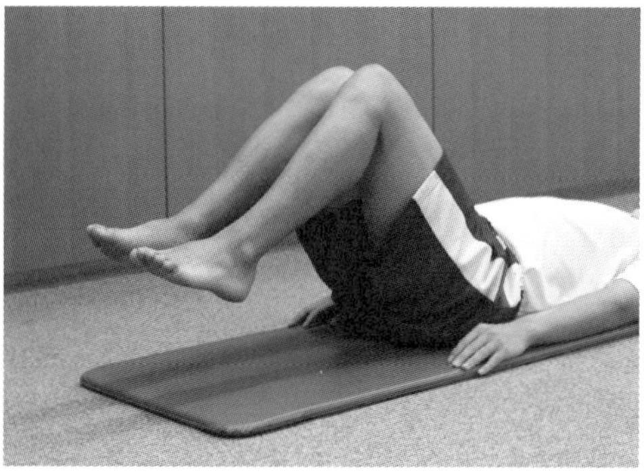

膝を曲げたまま、両脚を少し持ち上げて静止する

腰上げと足上げ、どちらがやりやすいかがわかったら、その動作を3回を目安に繰り返します。

①　息を吐きながら、ゆっくり腰（足）を上げる。

②　いちばん気持ちよく感じられるところでストップする。

③　４秒くらい静止したらそのままストンと力をぬき、１回深呼吸する。

④　一休みしながら３回を目安に繰り返す。

終了したら、もう一度、37ページの前後屈の動作チェックをしてみましょう。やりにくさ感が減少していれば、バランスが改善したことになります。

最初のときと変わらない場合には、あと２、３回繰り返して下さい。それでも改善しない場合には、繰り返さずに、別の種目をやってみて下さい。

仰向けになる場所がない場合には､立った姿勢や座った姿勢でもできます。

○立ち姿勢で

前屈がやりにくかった場合、やりやすかった後屈をします。

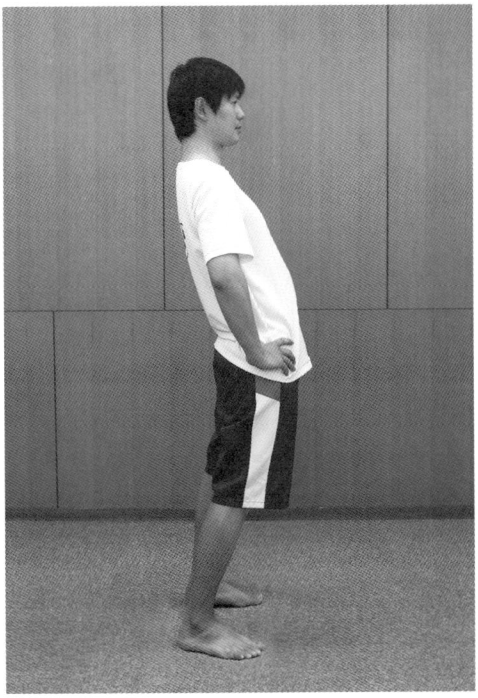

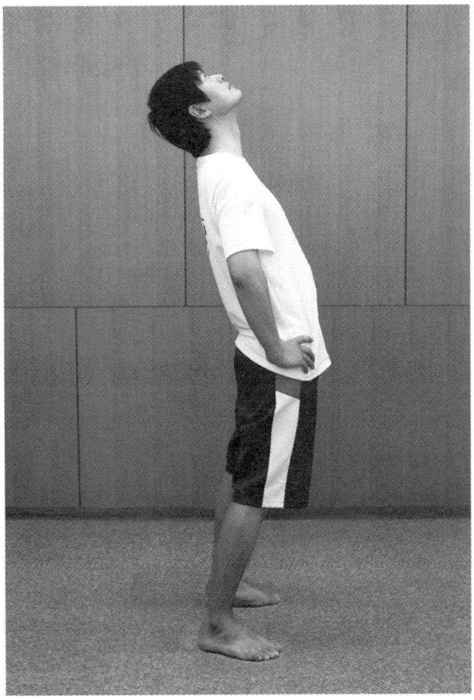

①　腰に両手を乗せ、下腹を前につき出すようにしてつま先に体重を乗せ、ゆっくりと後ろにそらす。

② 頭は最後にそらす。いちばん気持ちよく感じられるところでストップする。
③ ４秒くらい静止し、一息入れ、息を吐きながらゆっくりと、動きを味わうように元の姿勢に戻る。
④ １回深呼吸し、一休みしながら３回を目安に繰り返す。

後屈がやりにくかった場合、やりやすかった前屈をします。

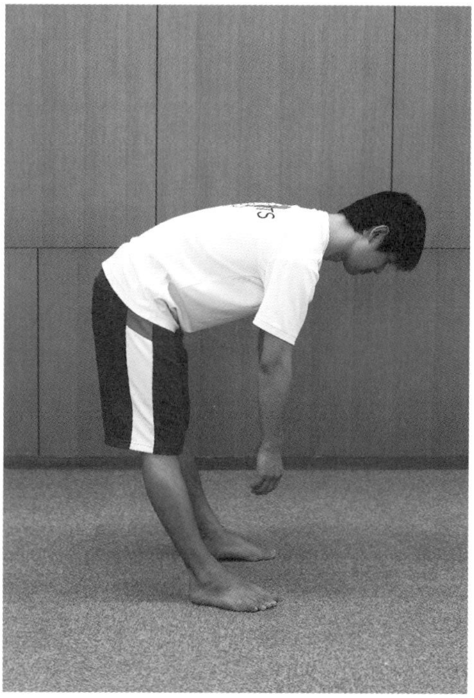

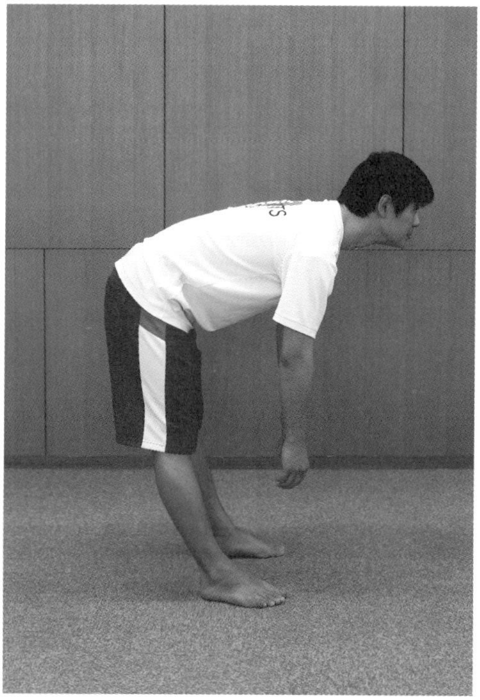

① 息を吐きながらかかとに体重を乗せ、お尻を後ろにつき出すようにしながら、無理のないところまで前屈する。
② いちばん気持ちよく感じられるところでストップし、頭だけを起こして前方をみる。４秒くらい静止する。
③ 一息入れ、前方をみたまま、息を吐きながらゆっくりと、かかとに乗っていた体重をつま先側に移しながら、ゆっくり元の姿勢に戻る。
④ １回深呼吸し、一休みしながら３回を目安に繰り返す。

◯座った姿勢で

まず、「座面押し込み」と「座面引き上げ」をしてみて、どちらがやりやすいかを判断します。

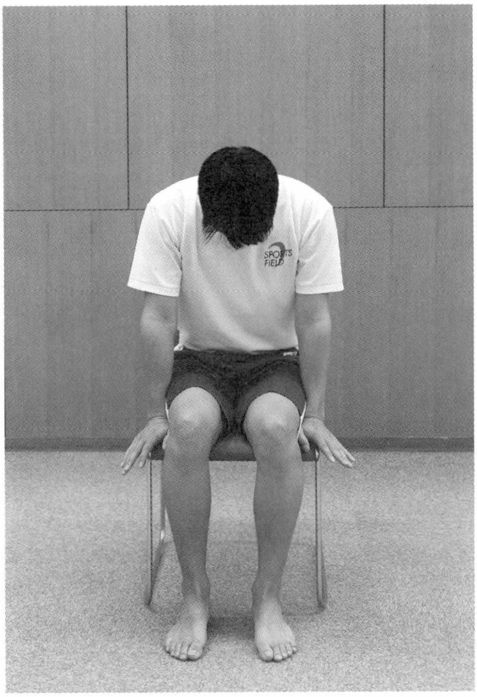

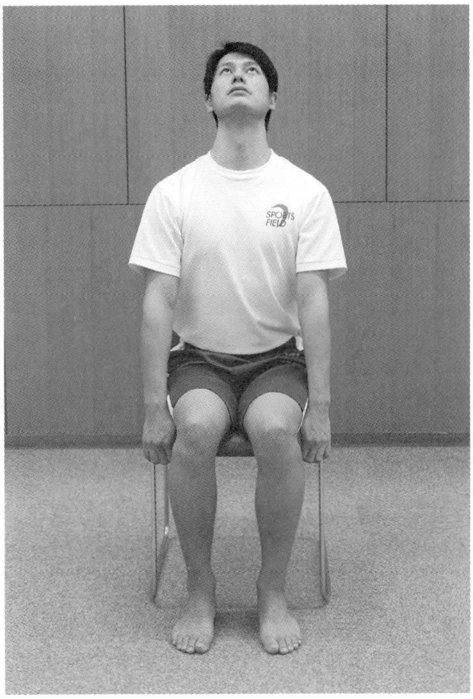

① あごを引き、息を吐きながらゆっくりと両手で座面を押し込む
② モモの横の位置で椅子をつかみ、胸を張りあごを上げ、息を吐きながらゆっくりと両手で座面を引き上げる

どちらかやりやすい方の動作を３回を目安に繰り返します。いちばん気持ちよく感じられるところでストップし、４秒くらい静止したらストンと力をぬきます。

《右曲げ、左曲げの動作のバランスをととのえる》

仰向けになります。片側のつま先を天井に向け、ゆっくりとかかとを体から遠ざけるように押し出し、左右どちらがやりやすいかを判断します。

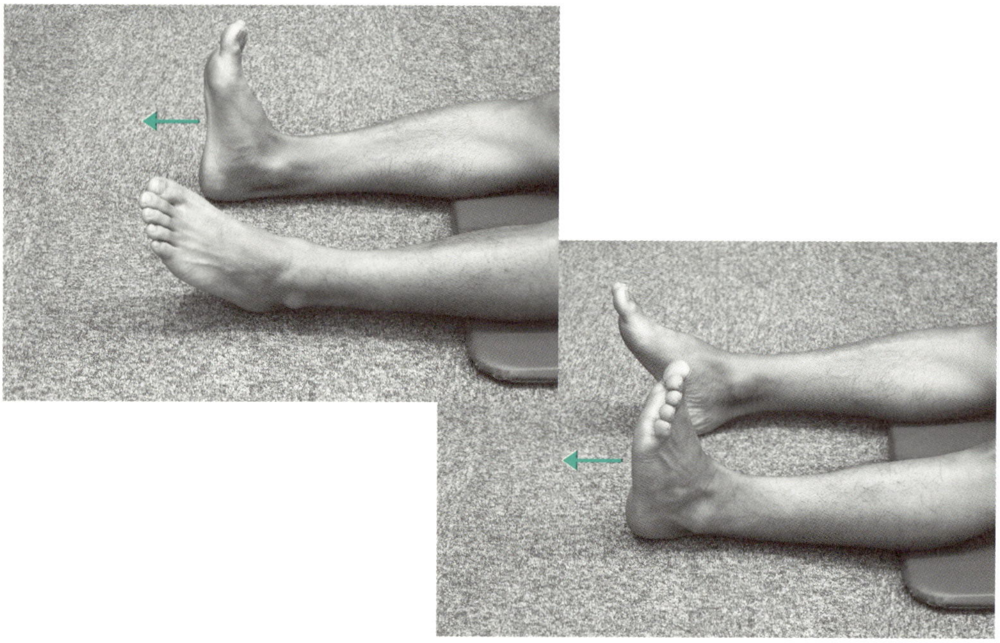

やりやすい方の動作を、３回を目安に繰り返します。

①　息を吐きながら、かかとをゆっくりと押し出す。

②　いちばん気持ちよく感じられるところでストップし、4秒くらい静止したらストンと力をぬく。

③　１回深呼吸し、一休みしながら繰り返す。

仰向けになる場所がない場合には､立った姿勢や座った姿勢でもできます。

○立ち姿勢で

右曲げ、左曲げで、曲げやすかった方に曲げます。

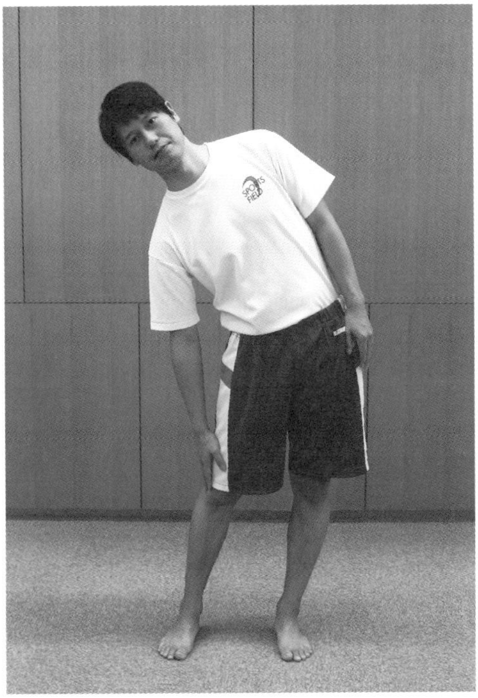

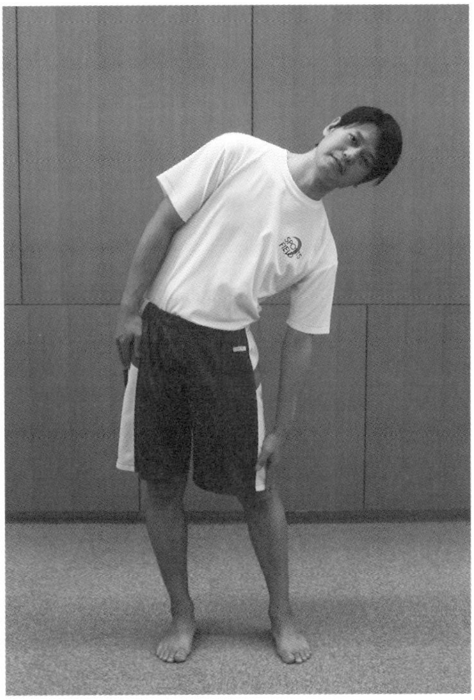

① 腰に片手を乗せ、上体を曲げていく方向と反対側の足に体重を乗せながら、体を曲げる。
② いちばん気持ちよく感じられるところでストップし、４秒くらい静止する。一息入れ、息を吐きながらゆっくりと元の姿勢に戻る。
③ １回深呼吸し、一休みしながら３回を目安に繰り返す。

○座った姿勢で

まず、椅子に座って「右引き上げ」と「左引き上げ」をしてみて、どちらがやりやすいかを判断します。

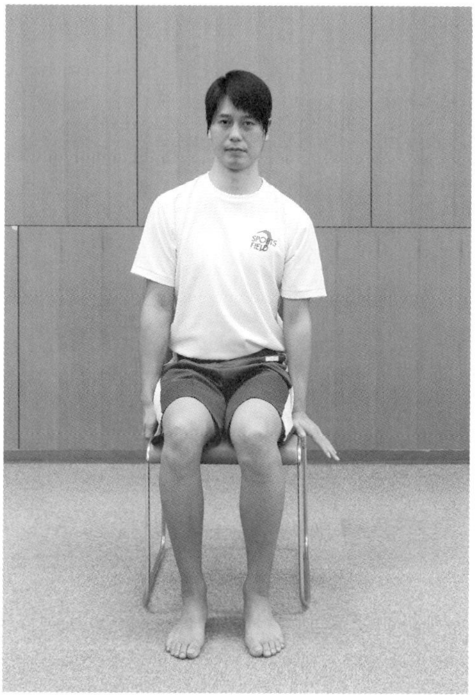

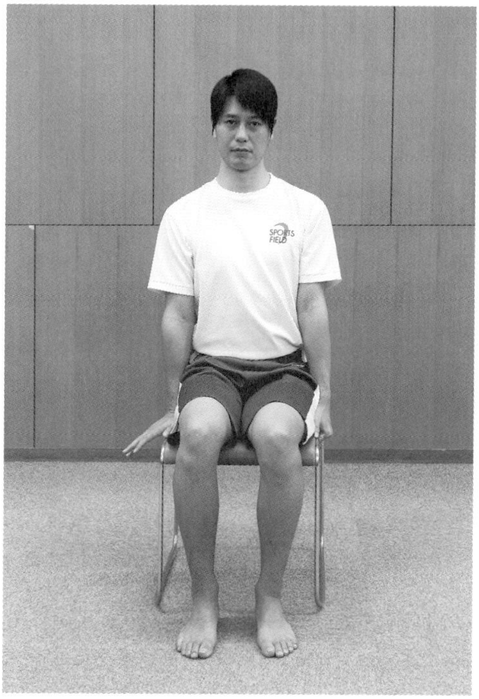

①　モモの横の位置に手を置く。右手は椅子をつかんで上に引き上げ、左手は座面を上から押し込む。

②　次に、左手で引き上げ、右手で押し込む。

右引き上げか左引き上げで、やりやすかった方の動作を３回を目安に繰り返します。

①　息を吐きながらゆっくりと、手を上に引き上げる。

②　いちばん気持ちよく感じられるところでストップし、4秒くらい静止し、ストンと力をぬく。

③　１回深呼吸して、一休みしながら繰り返します。

《右ひねり・左ひねり動作のバランスをととのえる》

仰向けになります。まず、ヒザをそろえて左右に倒し、どちらがやりやすいかを判断します。仰向けに寝て両ヒザを曲げ、ゆっくりと右側に倒します。元の位置に戻したら、今度は左側にゆっくりと倒します。

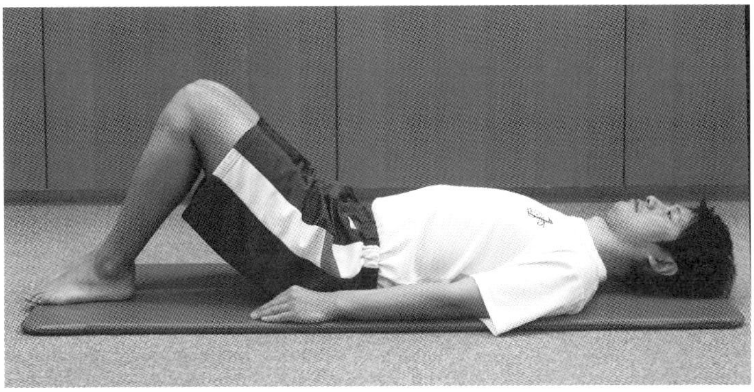

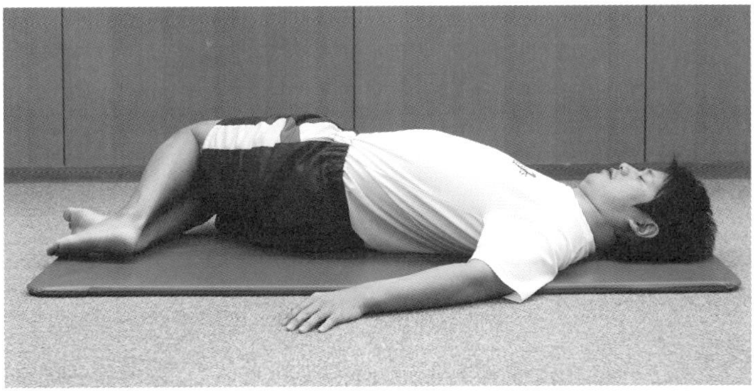

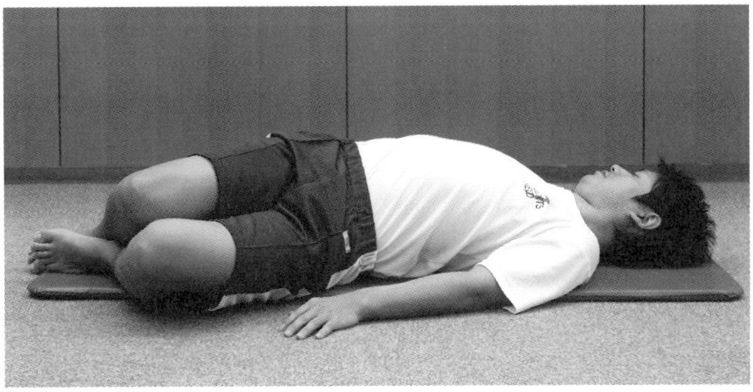

左右でやりやすかった方に倒します。

① 息を吐きながらゆっくりと倒す。

② いちばん気持ちよく感じられる力で、床の方向へ両ヒザを押しつける（強すぎないように注意）。その姿勢からさらに、おなかを前に出しながら伸びをしてみる。気持ちよさが増したら、その姿勢で４秒くらい静止する。
※おなかを前に出す動作がやりにくかったら、前の動作に戻り、いちばん気持ちよく感じられる力で、床の方向へ両ヒザを押しつける。

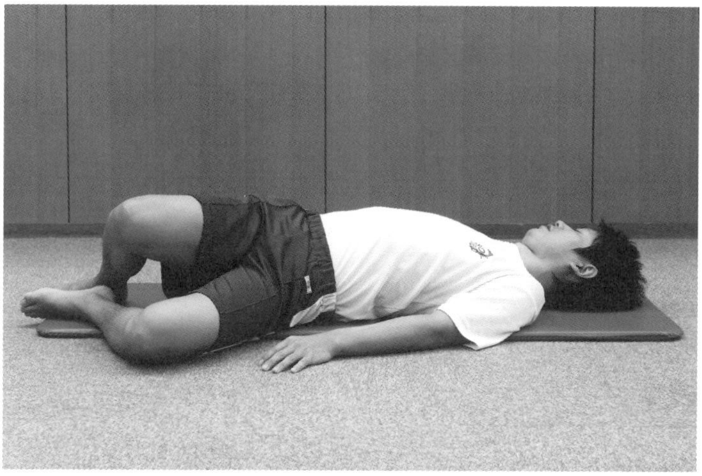

③ ４秒くらい静止したらストンと力をぬく。１回深呼吸し、元の姿勢に戻る。一休みしながら３回を目安に繰り返す。

ヒザを倒す方向に枕のようなものを置いて、つぶすようにする動作も効果的です。

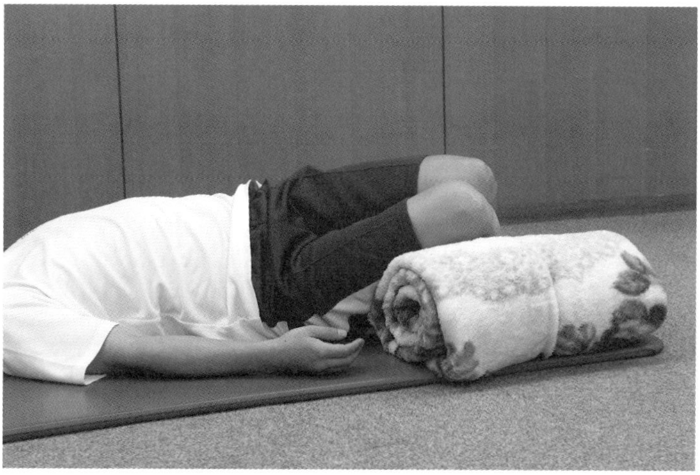

仰向けになる場所がない場合には、立った姿勢や座った姿勢でもできます。

○立った姿勢で

右ひねりと左ひねりで、やりやすかった方に体をひねります。

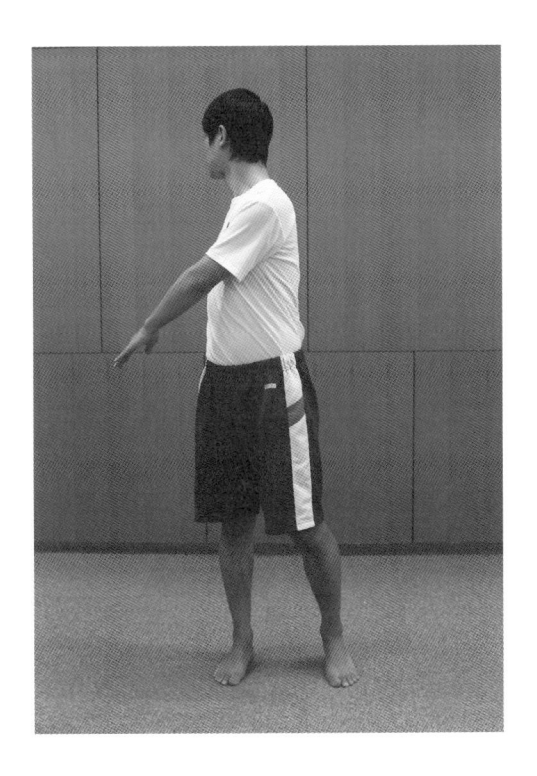

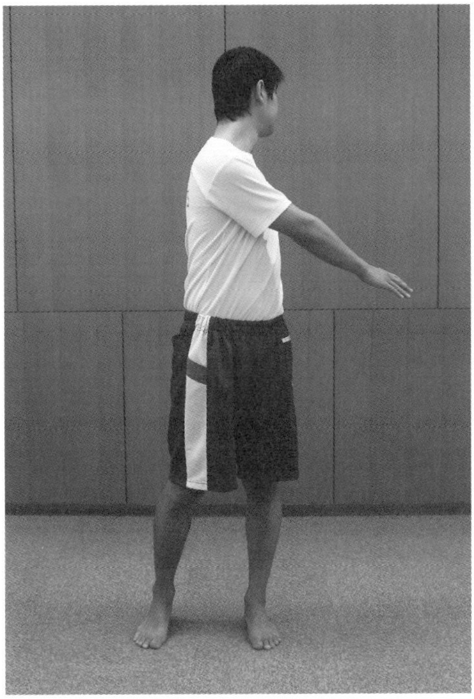

①　上体をひねっていく方向と同じ足に体重を乗せ、反対側の足のかかとを軽く浮かせながら、体をひねる。
②　いちばん気持ちよく感じられるところで、背伸びをする姿勢をキープし、４秒くらい静止する。一息入れ、息を吐きながらゆっくりと元の姿勢に戻る。
③　１回深呼吸し、一休みしながら３回を目安に繰り返す。

○座った姿勢で

まず、「右ひねり」と「左ひねり」をしてみて、どちらがやりやすいかを判断します。

椅子に座り、右手は座面の前、左手は座面の後ろをつかんで、上体を右側にひねります。次に、左手を前、右手を後ろにして、左側にひねります。

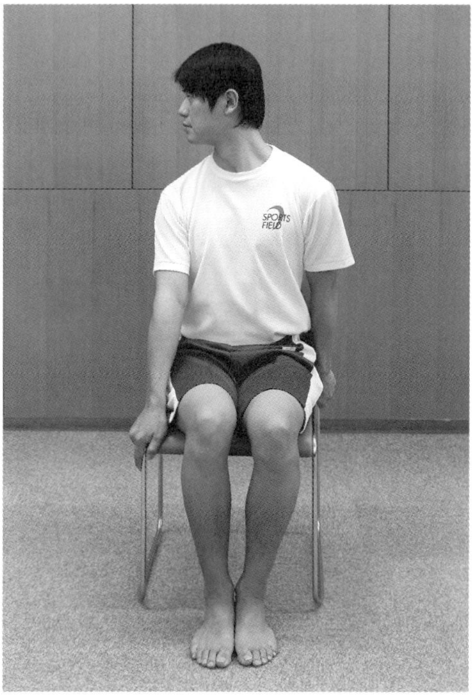

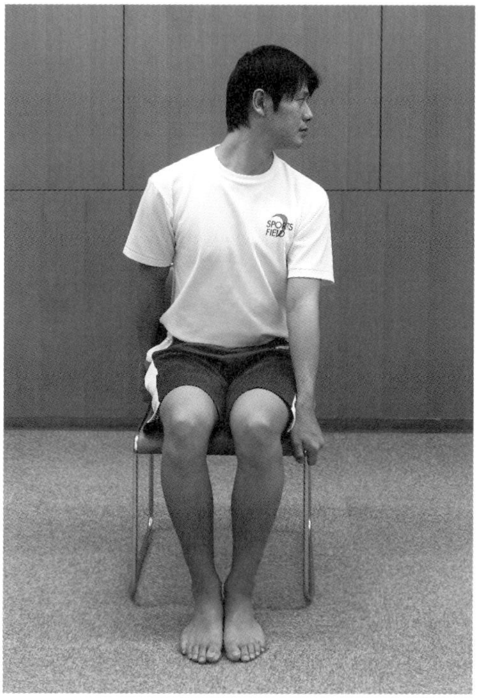

右ひねりと左ひねりで、やりやすい方の動作を３回を目安に繰り返します。

① 息を吐きながらゆっくりと、右か左にひねり、いちばん気持ちよく感じられるところで４秒くらい静止する。

② ストンと力をぬき、１回深呼吸し、一休みしながら繰り返す。

○ポイントは、「気持ちよさ」

「寝る、立つ、座る」、どの姿勢でもできるバランス回復体操を紹介しました。それぞれの場面で都合のよい姿勢を選んで、気楽に、気持ちよくやってみて下さい。

気持ちよく動いて、気持ちよさを味わい、
気持ちよく力を抜いて、力を抜いたあとの気持ちよさを味わう

という、「気持ちよさ」を連続させることが、効果を引き出すコツといえます。

毎日少しずつ繰り返すことで、体の動き方が上手になり、さらに楽に動きやすい体へと変化していくはずです。次のページに、バランス回復体操の全体の流れを図にあらわしておきます。

コラム　バランス回復体操は、スポーツをするときにも効果的

水泳や体操などは、左右の半身を同じように使うスポーツなので、左右の筋もバランスよく発達します。

しかし、テニスや野球、ゴルフ、サッカーなどの多くのスポーツは、利き手でボールを打つ、利き足でボールを蹴るなど、一方向への動作を多く繰り返すので、相対的に強い部分と弱い部分が混在するというアンバランスな体がつくられやすくなります。このアンバランスのために姿勢が傾いたり、ある方向には動きやすいが、ある方向には動きにくい状態となったりします。さらに、運動障害のリスクを高めてしまうことも考えられます。

ウォームアップや練習の後、いままでに紹介した動作チェックをしてバランス回復体操をしてみましょう。筋バランスがととのう方向にうまく変化すれば、スポーツ動作そのものが軽快になったり、楽に感じたりするなどの変化を感覚でとらえることができます。

ぜひ、試してみて下さい。

バランス回復体操の流れ

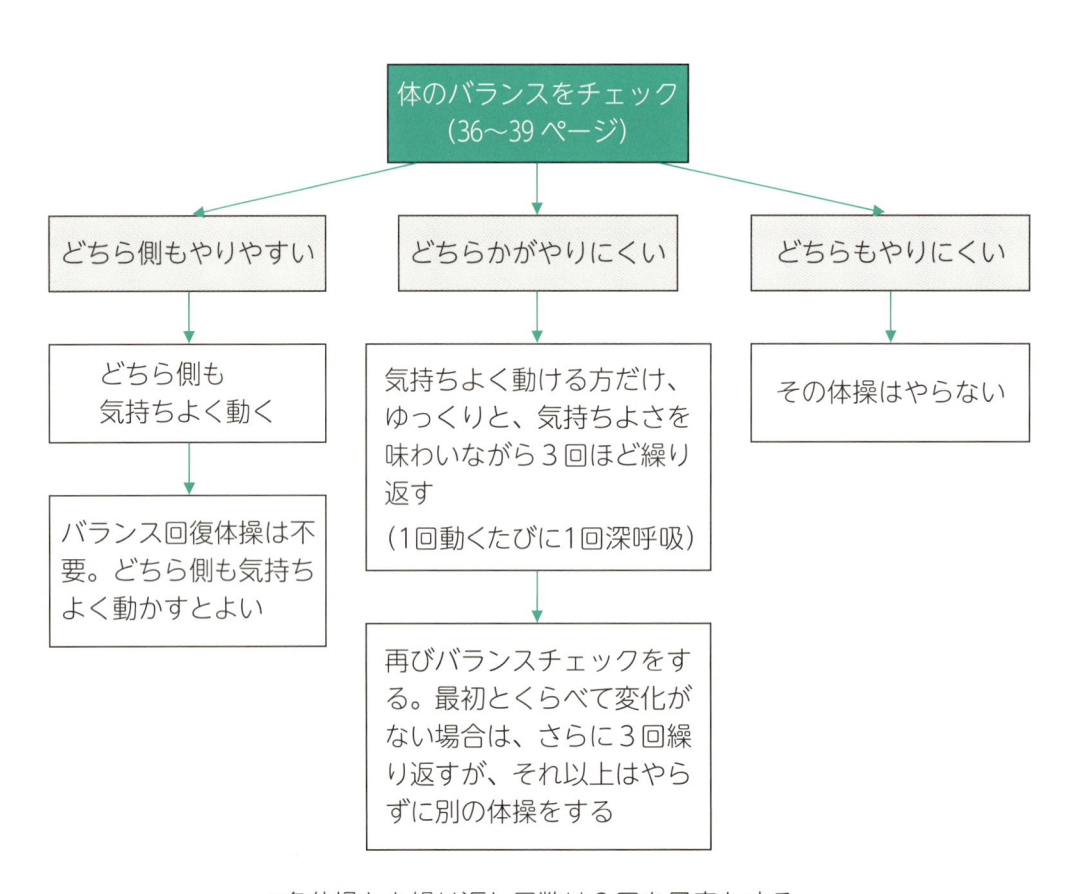

体のバランスをチェック
（36〜39 ページ）

- どちら側もやりやすい
  - どちら側も気持ちよく動く
  - バランス回復体操は不要。どちら側も気持ちよく動かすとよい
- どちらかがやりにくい
  - 気持ちよく動ける方だけ、ゆっくりと、気持ちよさを味わいながら３回ほど繰り返す（1回動くたびに1回深呼吸）
  - 再びバランスチェックをする。最初とくらべて変化がない場合は、さらに３回繰り返すが、それ以上はやらずに別の体操をする
- どちらもやりにくい
  - その体操はやらない

＊各体操とも繰り返し回数は３回を目安とする。

ステップ４　骨盤のねじれ・傾きを改善

上半身と下半身をつなぐ腰は、体の要となる部分です。なかでも、体のバランスに大きく影響するのが骨盤です。図のように、背骨は骨盤を土台にして立ち上がっています。骨盤が前や後ろに傾いていたり、左や右の高さがずれていたりすると、その周辺の太い筋肉に「こわばり」や「ゆるみ」が生じます。

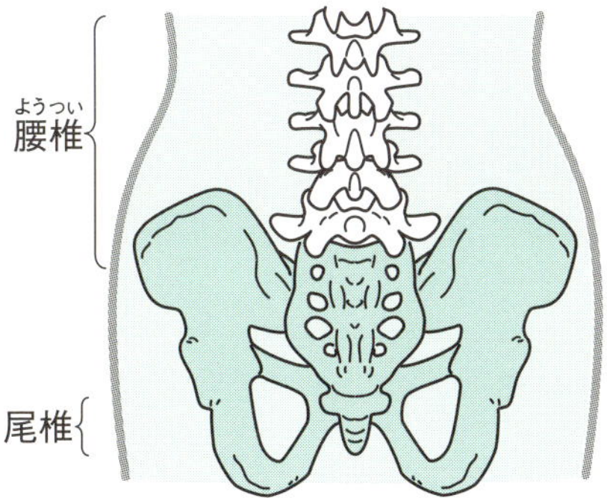

たとえば、骨盤が後ろに傾いていると、体全体のバランスをとるために、自然と背中が丸くなり、ヒザを曲げる形で立つことになります。右は、高齢者によくみられる立ち姿です。

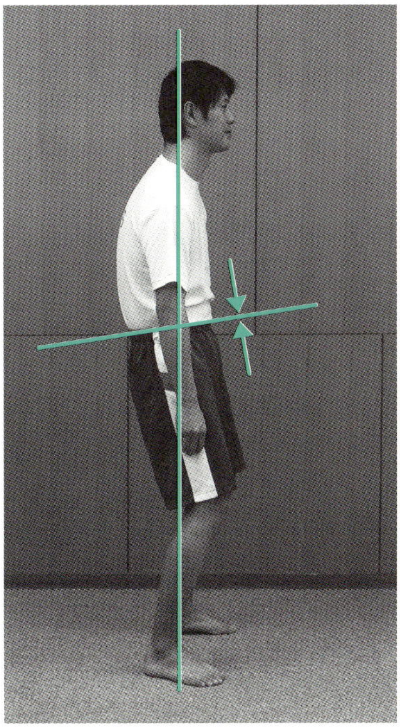

この姿勢では、背中の筋肉はつねに伸ばされ、胸やおなかの筋肉は縮んでしまいます。骨盤が後ろに傾いている状態が修正されなければ、背中をシャキッと伸ばそうとしてもすぐに背中が丸くなってしまいます。

骨盤に生じている前後の傾きや左右の高さのズレなどを調整するには、次に紹介する体操をするとよいでしょう。続けていくと、骨盤のまわりの「こわばり筋」や「ゆるみ筋」が調整されて、本来のバランスに戻っていきます。体のバランスが回復すると、本来の設計図どおりに体や筋肉を使えるようになり、腰やヒザ、肩などの慢性的な痛みもじょじょに軽減されていきます。

この体操は毎日数回、繰り返すことが大切です。長年かけてできあがってしまった「体に悪いクセ」は、意識して修正していくようにしたいものです。

（1）　骨盤のねじれなどを確認する

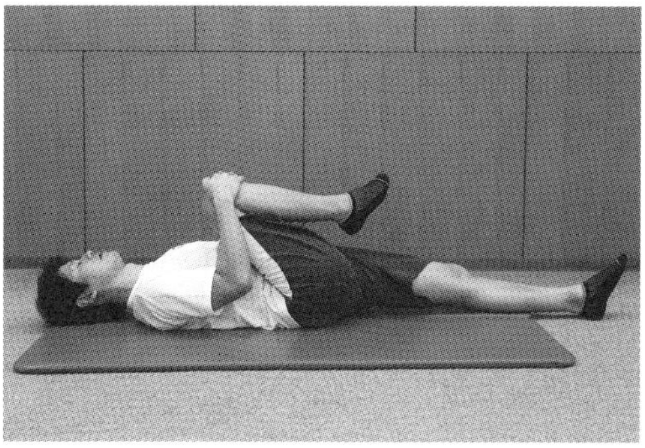
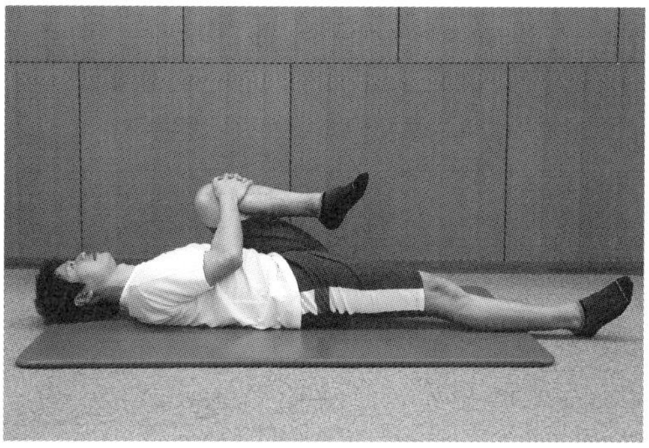

床に仰向けに寝て、右の脚を胸に引きつけます。次に、左の脚を引きつけます。どちらかの脚が引きつけにくいと感じますか？　（右と左の差を感じない人は次ページへ）

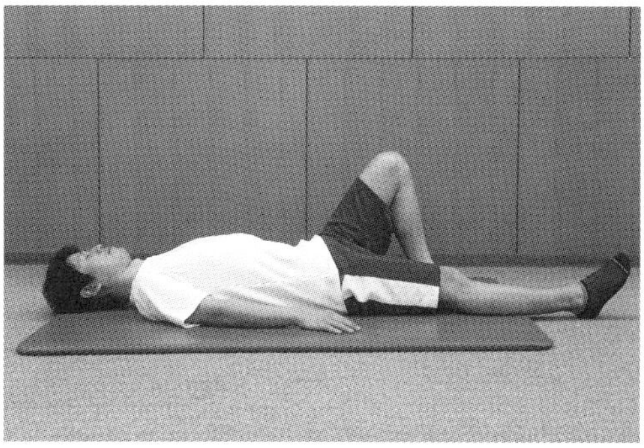
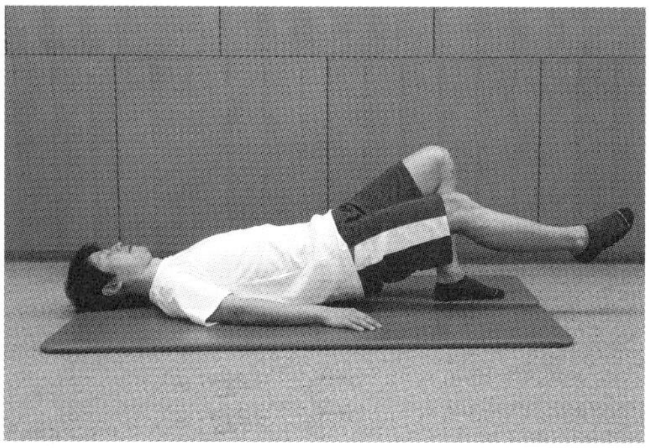

引きつけにくかった方のヒザを立て、もう一方の脚を伸ばします。息を吐きながらお尻を持ち上げ、伸ばした脚は少し宙に浮かせた姿勢で４、５秒静

止してからストンと力をぬきます。深呼吸をして３回繰り返します。

もう一度、左右の脚を胸に引きつけ、違いが小さくなったかどうかを確認してみましょう。まだ大きく違うと感じる場合には、同じ動作をあと２、３回繰り返します。

（2）前後の傾きを確認する

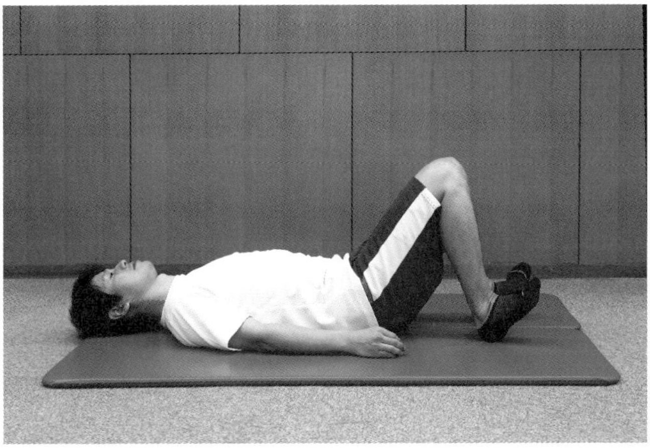

両ヒザを立て、肩幅と同じくらいに開きます。

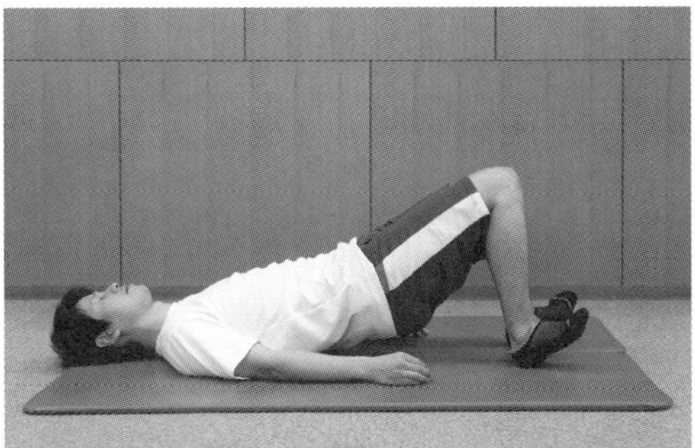

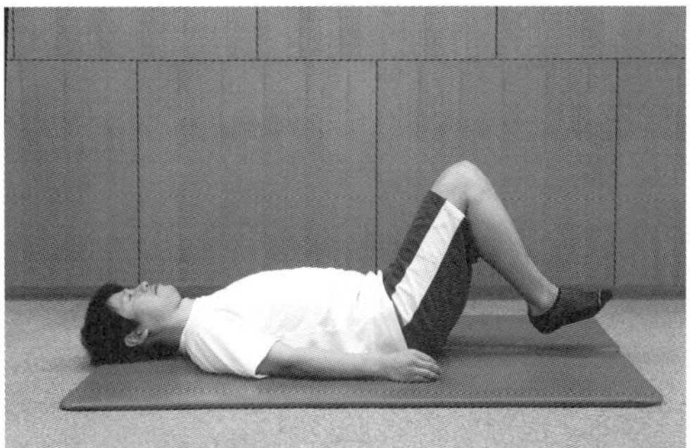

つま先を上に上げたまま、腰を浮かせてかかとで体重を支えます。次に、両脚をそろえて少し持ち上げ、静止します。二つの動作のうち、やりやすい方の動作を３回繰り返します。息を吐きながらどちらかの動きをして、４秒ほど静止し、ストンと力をぬいたら１回深呼吸をして繰り返しましょう。

コラム　骨盤のポジションで首や腕の動きも変わる

人の体の土台となる骨盤に問題があると、体全体がその影響を受けることになります。たとえば、骨盤のある腰から離れている首や肩の動きも、骨盤の状態に影響を受けます。試してみましょう。椅子に座ります。２通りの姿勢で首を前後に動かしてみて下さい。

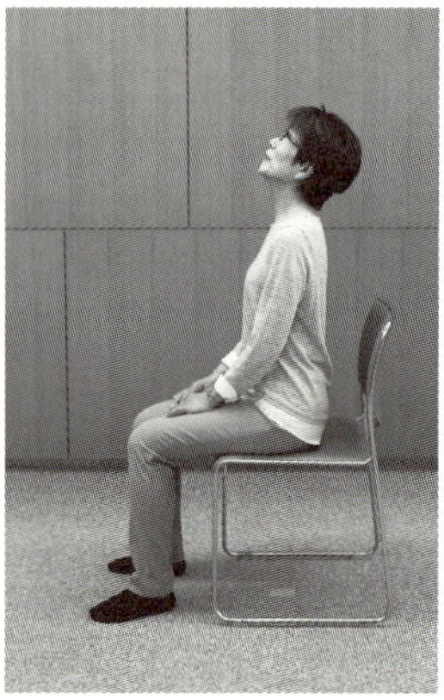

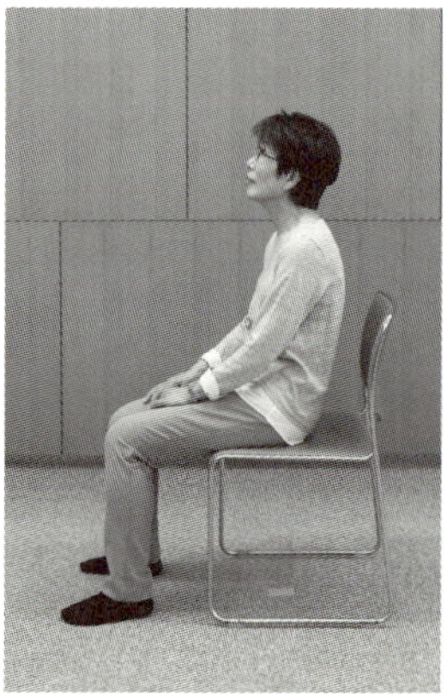

（左）椅子の座面に坐骨が当たる感じで骨盤を立てるように腰を伸ばした姿勢

（右）背もたれを使わず、リラックスして腰を少し丸めたままの姿勢

どちらの動作が楽でしたか？　ついでに、それぞれの姿勢でバンザイをして、腕の上がり方をくらべてみましょう。

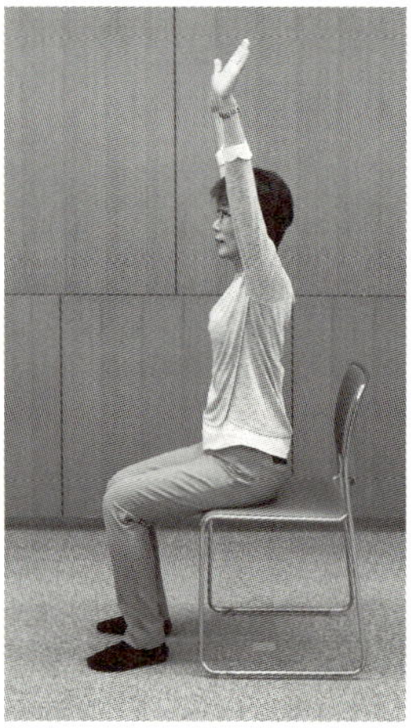

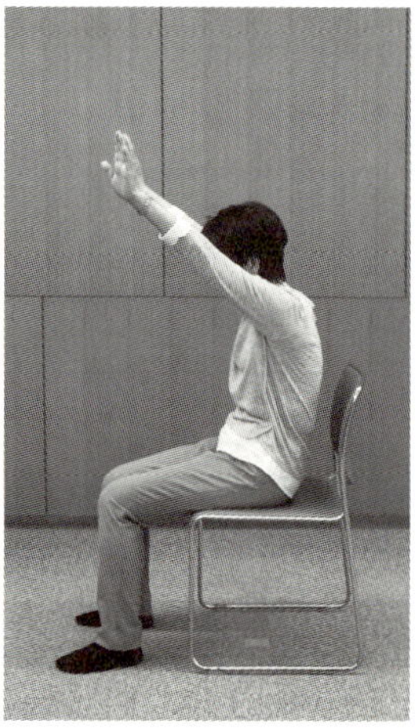

いかがですか？　腕の上がる範囲（可動域）が違うのがわかると思います。このような動作テストでも、骨盤の重要性をなんとなく感じることができるのではないでしょうか。

コラム　骨盤の傾きを改善するには

歩いていて、一方の足が着地するときに肩が落ちる人は、肩まわりの筋肉もアンバランスになっている可能性があります。このような人は、まっすぐに立っているときでも骨盤がどちらかの側に傾いているかもしれません。

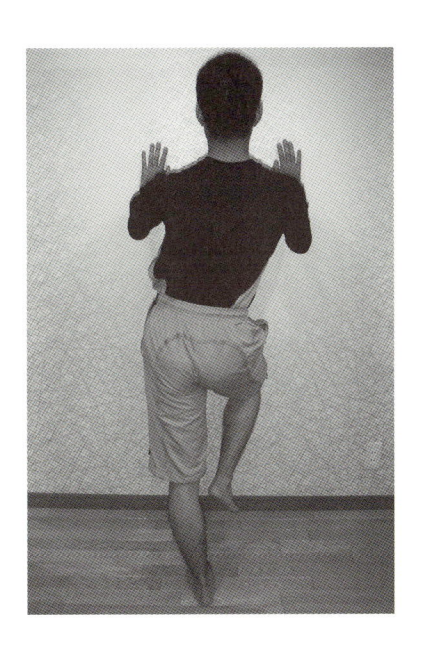

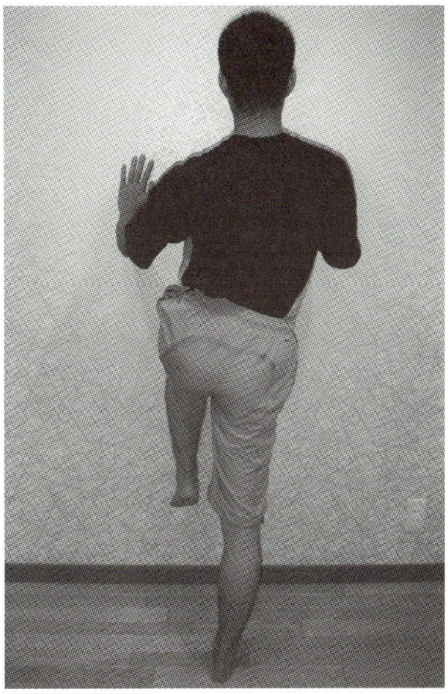

たとえば、写真のように左足で立ったときに腰が右に傾く（右下がりになる）場合、右の腰まわりの筋肉が弱くなっている可能性があります。右足で立ったとき、左の腰が水平ラインより高く上がる（右下がりになる）ようでしたら、相対的に右腰まわりの筋肉が硬くなりすぎている可能性があります。このようなケースでは、次のページのように硬くなっている筋肉（こわばり筋）をストレッチします。

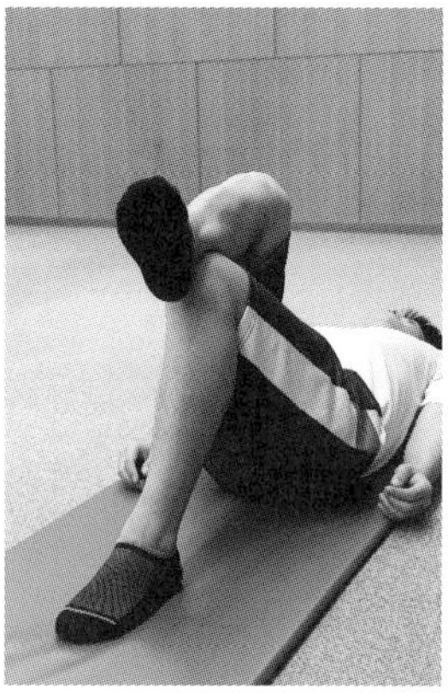

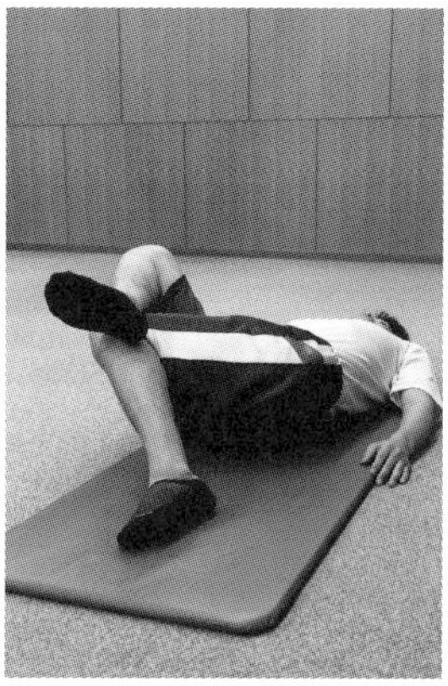

仰向けになって左ヒザを立て、右足首を左のヒザがしらに乗せて、左脚をゆっくりと右側に倒します。

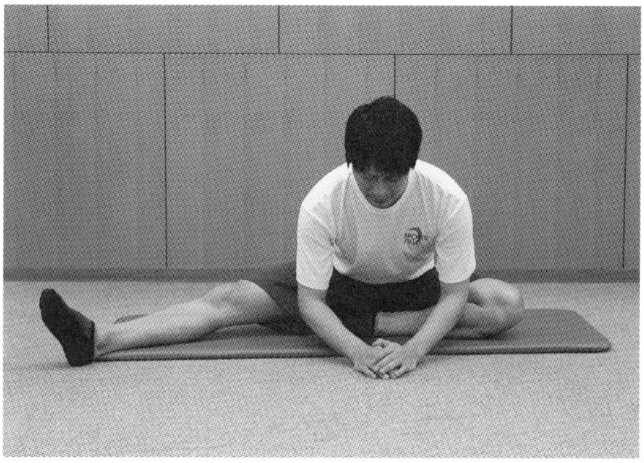

座って両脚を開脚し、左脚を折り曲げます。両手を床について、体をゆっくりと前に倒します。

ストレッチやトレーニングは、左右同じようにやればいいというものではありません。筋肉に「硬い・軟らかい」「強い・弱い」という差がある体をととのえるためには、アプローチの仕方も変えていかなければなりません。硬い筋肉はストレッチングなどで柔軟性を高め、弱い筋肉はトレーニングで鍛えるというアプローチが必要となります。

コラム　左右の脚の長さ、同じですか？

スラックスを新調したときに、裾上げをしたスラックスをはいてみると、一方が短い、あるいは長い気がするというような経験をお持ちではないでしょうか。スラックスの左右の丈が同じでも、左右の脚の長さが違う場合は、このようなことが起こります。

じつは、多くの人に左右の脚の長さの違い（脚長差）がみられます。骨の長さが違うわけではありません。差が大きい場合は、うつ伏せになり、体をまっすぐにして足をそろえ、左右のくるぶしの位置をくらべるとすぐにわかります。

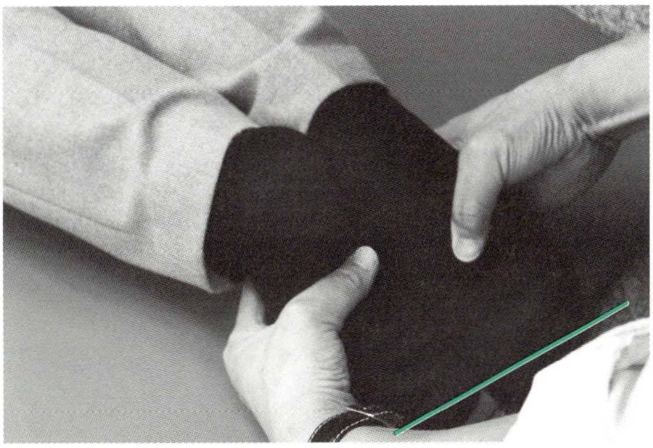

また、下のように、ゆっくりと右ひねりと左ひねりをしてみて、たとえば左側がひねりやすい場合は、左脚が短く右脚が長いというケースが多くみられます。

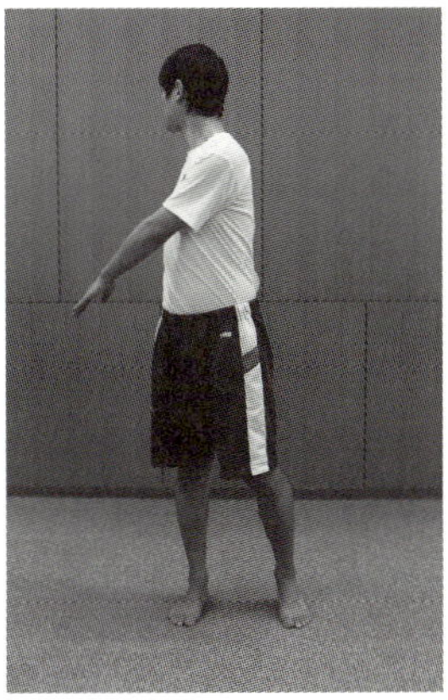

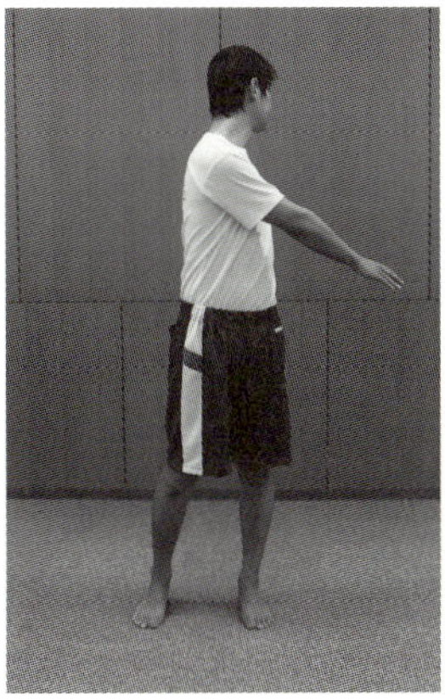

骨の長さは左右同じです。なぜ、このような差が生じるのでしょうか？

股関節や腰まわりの筋肉にアンバランスが生じていて、骨盤が左右に傾くことなどが、その原因として考えられます。左側がひねりやすい場合、左モモの裏側の筋肉が右側より硬いという傾向がみられます。脚長差がある場合は、短い脚側の方に重心が乗りやすくなり、骨盤が傾き、体全体のゆがみがつくられます。

このようなときには、次のようにして調整するとよいでしょう。

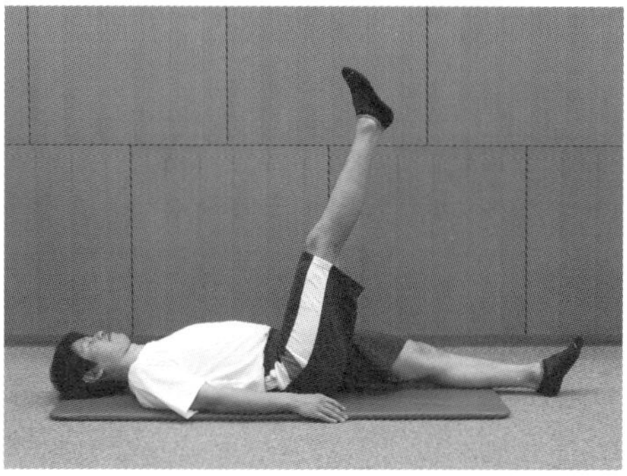

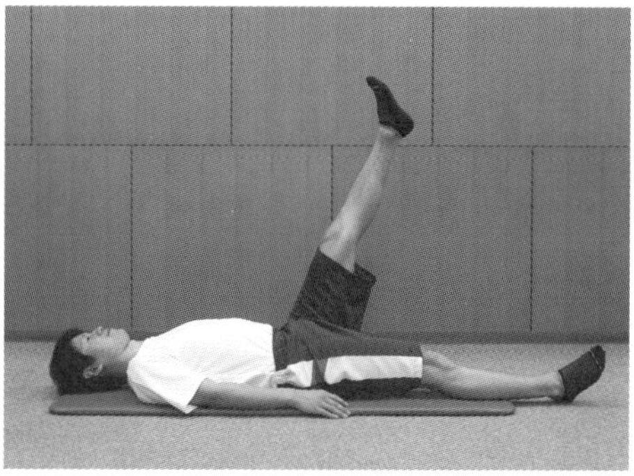

仰向けに寝てゆっくりと脚を上げ、左右を比較します。一方が上げにくければ、そちら側の脚の裏が硬くなっています。このような左右差がある場合は、下の写真のように、硬い側を20〜30秒ほど気持ちよくストレッチしてみて下さい。

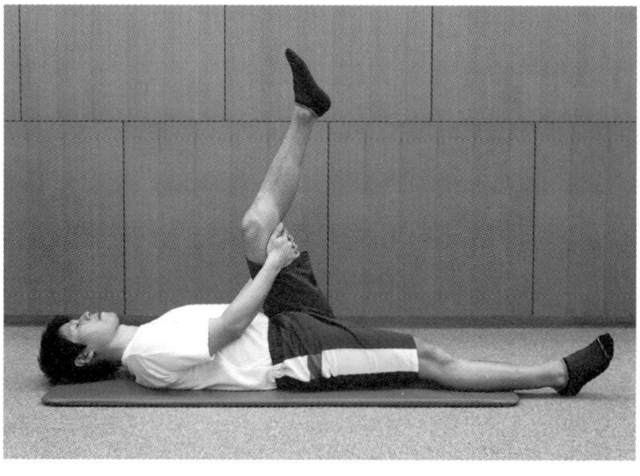

しばらくの間、続けることで、左右差が小さくなるでしょう。ただし、左右の硬さが逆転しないように、時々左右差をチェックしながらやって下さい。

コラム　座っているときの姿勢からわかること①

腰を立てるようにして椅子に座り、両足をそろえます。上から左と右のヒザの位置を見て下さい。ヒザがしらの位置は、左と右で同じですか？　右側の写真のように、ヒザがしらの位置が左右で違う人は少なくありません。

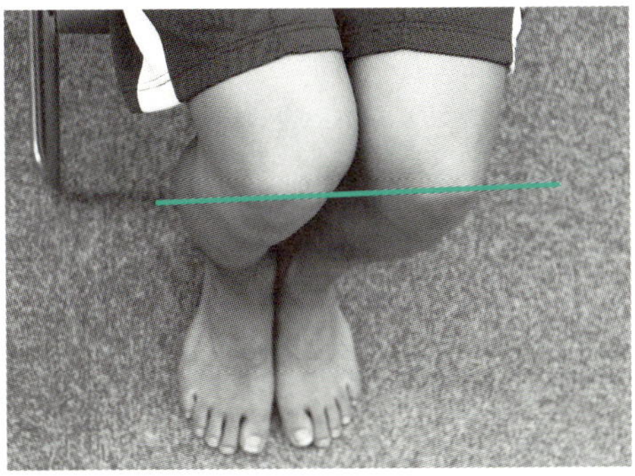

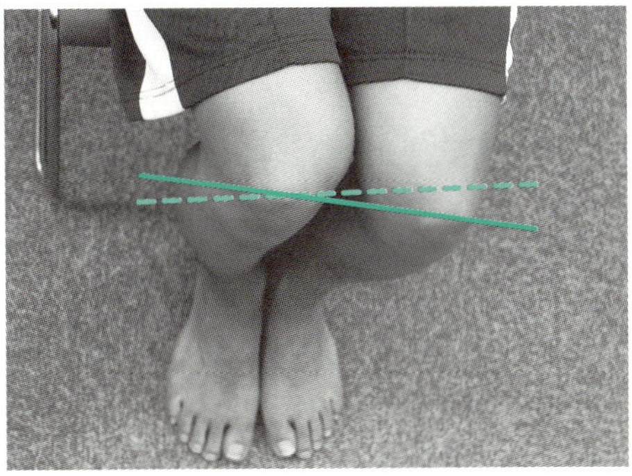

このような違いは、いったい何を意味しているのでしょうか。

写真の例では、左のヒザが前に出ていますが、これは、右側にくらべ、左側の腰が前に出ていることをあらわしています。つまり、右方向に腰がねじれているということです。

こういうタイプの人は、歩くときに、右とくらべて左の歩幅が長くなっているかもしれません。左脚がより遠くに伸ばされるということは、左の腰が右の腰より前に大きく動くことを意味します。

つまり、腰のひねり動作が左右で違い、腰を大きく左方向へひねりながら歩いていることになります。この歩き方をいつもしていると、まっすぐ立っていても、座っていても、左の腰が右より前に出ていることになるかもしれません。

このような腰のねじれを解消するためには、58ページのような体操をすると効果的です。１分もあればできるので、１日１回は調整運動をしてみてはいかがでしょうか。

さらに、歩くとき、左右の歩幅に大きな差が出ないように意識することも必要でしょう。たとえば、左のヒザがしらが前に出ていた人は、右足裏が地面に着いている時間を少し長くするよう意識してみると、右の歩幅が広くなり、左右の歩幅が同じになり、一方向へのねじれを解消することができます。

3
体の使い方で日常の動作が楽になる

　ある動作をするときに、体の使い方によっては体への負担をより小さくすることができます。言いかえると、小さな力で大きな力を発揮するということです。自分の体の動きを感じ、動き方を意識しながら、体の使い方を少しだけ変えてみて下さい。まず、自分で動いてみることが大切です。

　このように、体の使い方そのものを見直すことで、ヒザや腰への負担感もやわらぐことが少なくありません。さらに、それを習慣にしていくことで、日常の動作が楽になってきます。動作を少しだけ変えることで体の動きが楽になる。これがここでのテーマです。

1　体の使い方を意識すると

　大相撲でがっぷり四つに組んだ力士の姿をテレビでみることがあります。相手を押すとき、力士は腕の力だけで押しているのではなく、ヒザの関節を曲げ、かかとで踏ん張って押しています。この方が強い力で相手を押し込むことができるからです。力士はおそらくこの動作を無意識のうちにしているのでしょう。

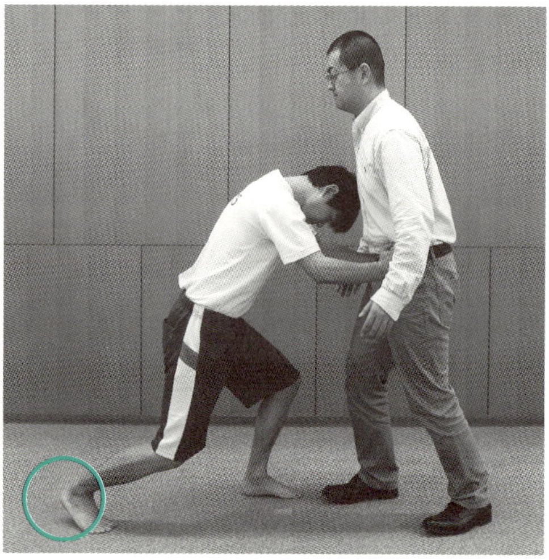

かかとを上げ腕の力だけで押そうとしている

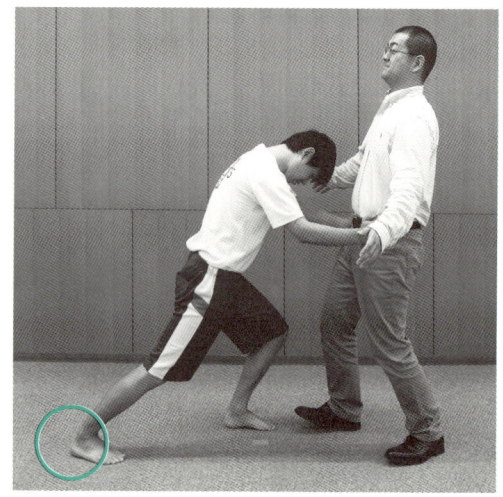

かかとで踏ん張って押している

　たとえば、重たいものを動かすとき、かかとを上げて腕の力だけで押していてはなかなか動きません。しかし、ヒザ関節を曲げ、かかとで踏ん張って押すと、強い力で押すことができます。

また、灯油缶のような重たいものを持つとき、ふつうは「ヨイショ」と気合を入れて足を踏ん張ります。が、逆に、気負うことなく、足も踏ん張らず、薄い氷の上にいて、氷を割らないようにフワフワッと足を浮かせるようなイメージで持ち上げると、驚くほど軽く持ち上げることができます。ぜひ、試してみて下さい。

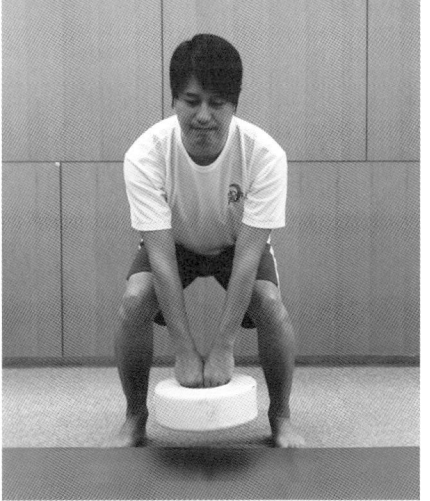

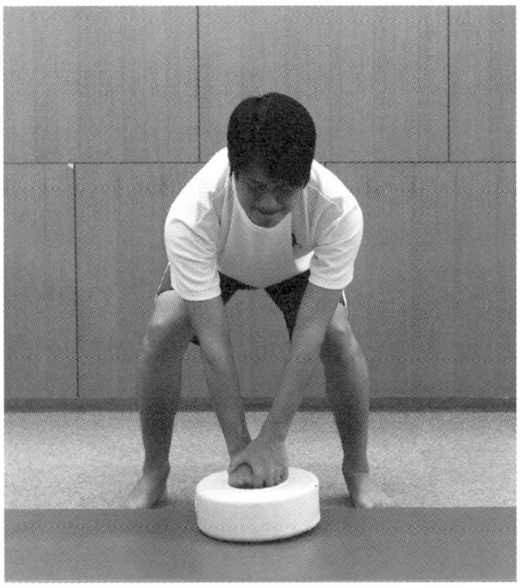

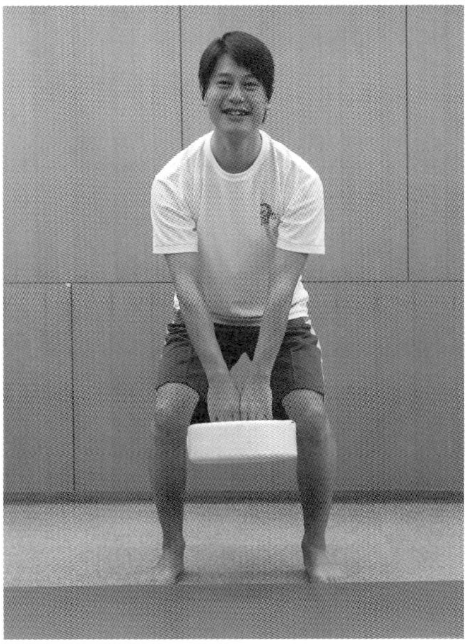

以下では、このような体に楽な動き方、意識の仕方についてみていきましょう。

2　腰に負担のかかる動作

床や椅子からの立ち座り、中腰の動作など、ほとんどの人は意識することもなく、一日に何度も繰り返しています。しかし、体力が低下した高齢者や、ヒザや腰などに慢性的な痛みを抱えた人は、このような何気ない動作でも大きな負担を感じてしまうものです。

試しに、床に落ちている物を拾うような動作をしてみて下さい。多くの人は、写真のように腰を曲げようとするのではないでしょうか。しかし、これは腰に負担がかかる動作です。なぜでしょうか？

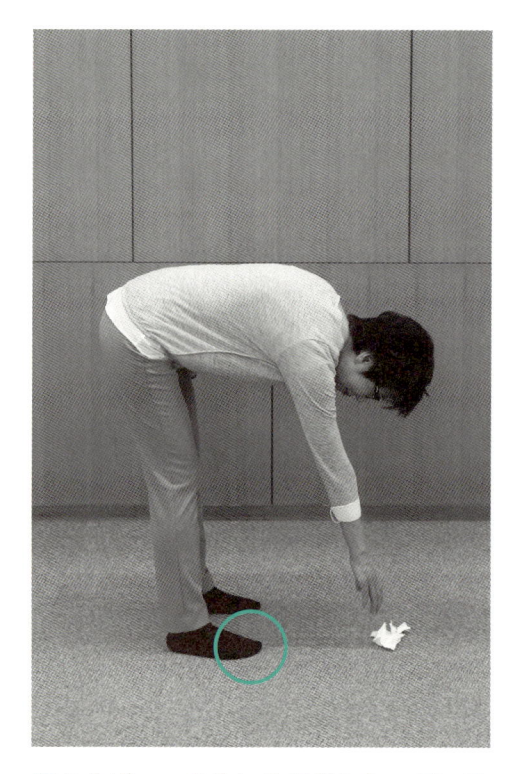

腰を曲げ、つま先に体重がかかっている

次ページの骨格図をみて下さい。腰の関節（腰つい）は、もともと、ヒジやヒザのように、曲げ伸ばしをするのに都合のよい構造にはなっていません。腰ついに求められているのは、「この部分がよく動く」ということではなく、「安定性」です。

それほど曲がらない関節を無理に曲げようとする動作を繰り返していると、腰を痛める可能性が高くなります。

また、腰ついを前に曲げる動作では、椎《つい》間板への圧力が高くなるので、繰り返していると腰つい椎《つい》間板ヘルニアのリスクが高まります。

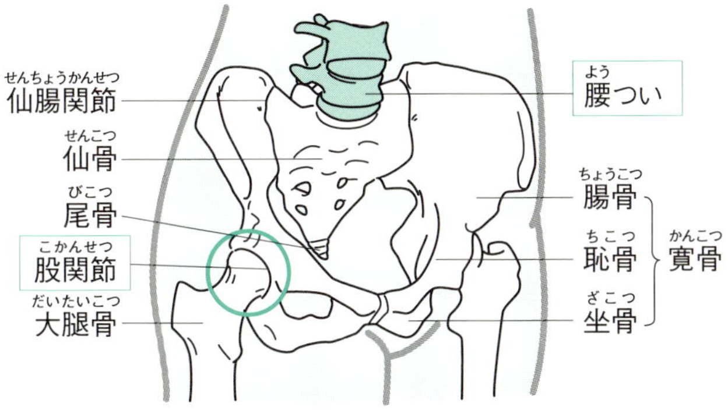

一方、右のような中腰動作は腰に負担をかけない動作といえます。腰を曲げるのではなく、ヒザと股関節、足首を曲げています。

これは、上の骨格図にある股関節を使っている動作です。股関節は、腰ついとは違ってよく動く（大きな可動域を持つ）関節です。腰ついを曲げるのではなくて、股関節を上手に使った動作の方が、腰への負担を軽くします。

股関節を意識しながら動くことはとても大切なことですが、初めのうちは難しいかもしれません。その場合には、第２部で述べた足裏感覚を利用して動作を改善することも可能です。

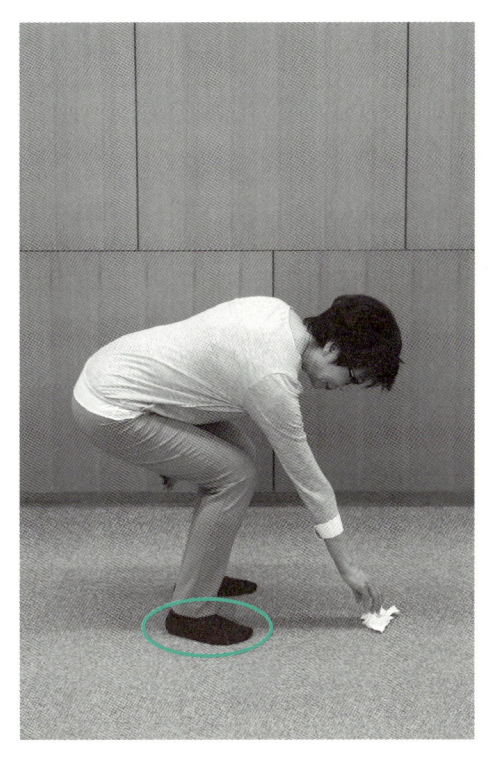

足裏全体に、フラットに体重がかかっている

前かがみになるときには、足裏のつま先側に体重がかかりやすくなります。ところが、足裏に意識を向け、重心が足裏全体にかかるようにしながらヒザを曲げていくと、「足首・ヒザ・股関節」が協調するようにバランスよく曲がります。ヒザや腰への負担も軽減され、楽に動作することができます。

さらに動作中、腹部に手をあてて股関節に意識を向けることで動作が安定してきます。

実際にやりくらべてみて下さい。同じような動作にみえますが、まったく違う動作であることが実感できると思います。下の写真のように、コンセントをぬく動作にも同じことがいえます。

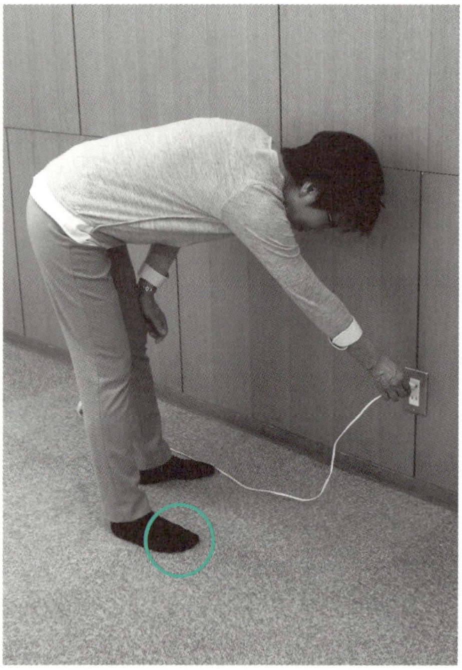

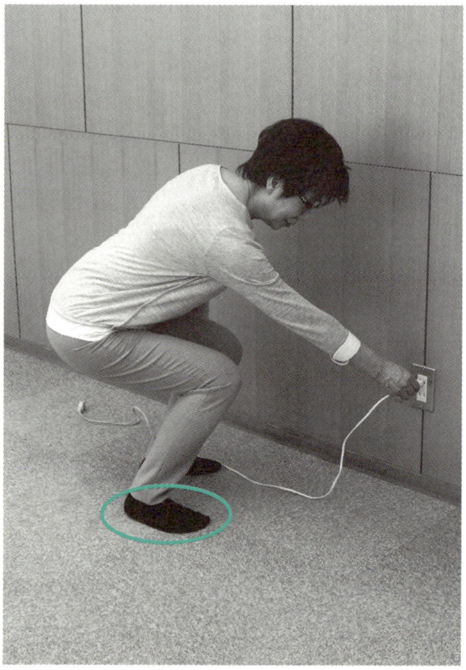

まとめると、次のようになります。

腰の関節（腰つい）は、大きく曲げ伸ばしができない

↓

腰は、動かしすぎに注意、無理に曲げようとしない
無理に動かすのは腰痛の元

↕

股関節は、よく動く

↓

股関節を使って動く
足裏全体に重心がかかるように意識する

コラム 「おんぶ」と「だっこ」

最近、赤ちゃんをおんぶしているお母さんをあまりみかけなくなりました。「前抱き」しているお母さんが多くなっているようです。

ところで、妊娠を機に腰痛に悩まされる女性が多いという話を聞きます。

妊娠中は10か月かけておなかがどんどん大きくなり、出産までに少なくとも７～８キロ体重が増えます。この重さに対抗するために、腰をそらせて背筋を強く緊張させることになります。おなか側にかかる重さとのバランスをとるためです。側面のシルエットをみると、腰が大きくそり、腰ついへの負担が大きい姿勢になっていることがわかります。

やっと出産でおなかが軽くなったと思ったら、今度はその赤ちゃんを「前抱き」し、また腰を大きくそらせる生活が始まります。

昔は「おんぶ」が当たり前でした。「おんぶ」をすることで、そり腰が緩和するように矯正された可能性があります。長期間の「おんぶ」は逆に腰を丸めてしまう恐れがありますが、必要な期間を「おんぶ」で過ごすことで、妊娠中にくずれた姿勢が修正されていたのかもしれません。

あくまでも仮説の域を出ませんが、前あるいは後ろ方向に過剰な重さが加わり続ければ、姿勢がくずれ、腰ついへの負担が大きくなることは間違いないでしょう。

赤ちゃんを抱えるのはお父さんの仕事になっているケースもあるようですが、抱き方が一方向にかたよれば、やはり同じことが起こる可能性があります。

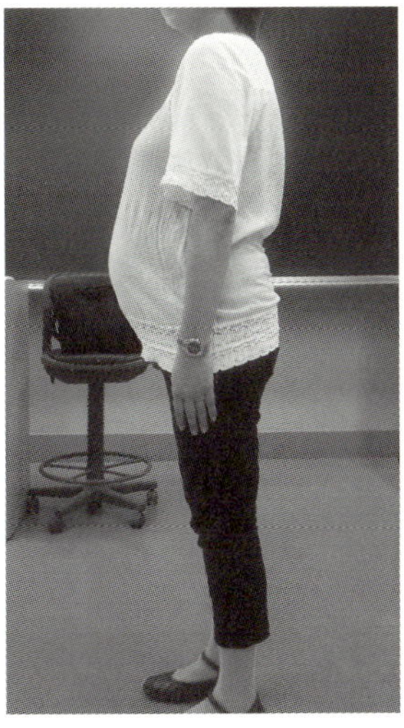

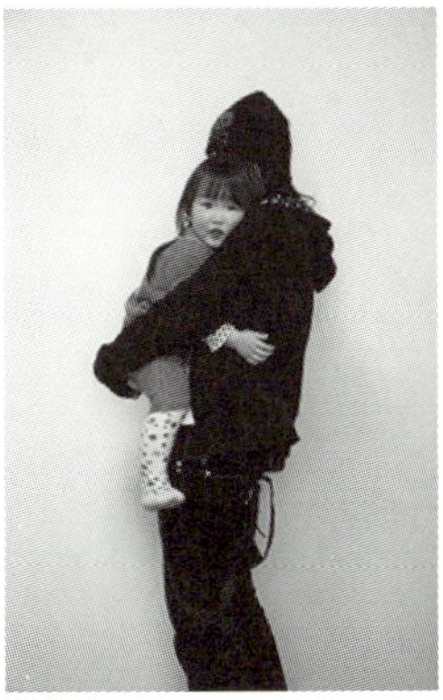

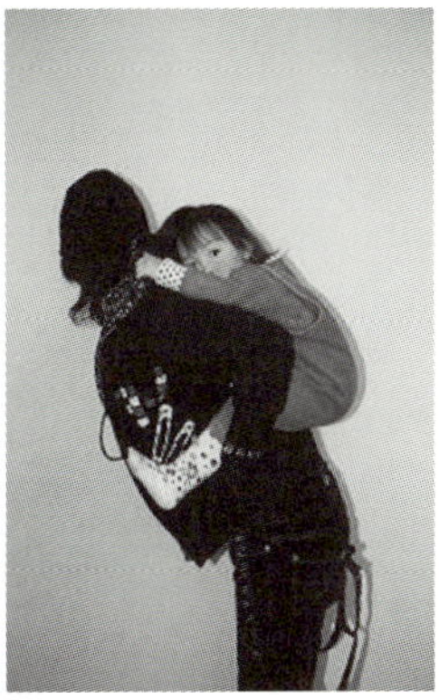

コラム　30秒で股関節をととのえる

自分自身では気づいていないケースがほとんどなのですが、股関節の動きに左右の差がある人は少なくありません。ここでは、左右の股関節の動作チェックと、左右の差がある場合の簡単な調整方法をご紹介します。

まず、前後方向の動きを確認するために、前屈と後屈をしてみて下さい。無理のない程度に曲げてみます。

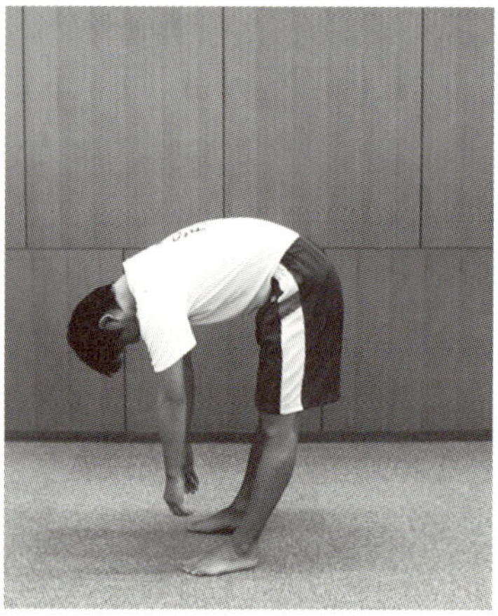

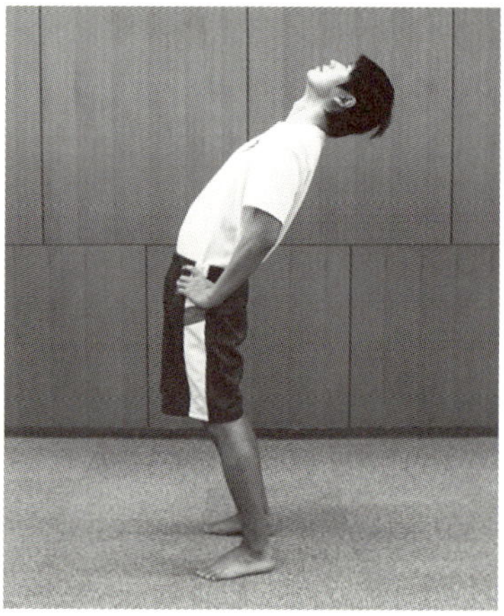

次に、股関節の左右の動きをチェックします。椅子に座り、手のひらを上向きにして、モモに乗せたまま、ゆっくりと片側の脚を持ち上げます。左右どちら側の脚が上げやすいか、上げにくいかを判断します。

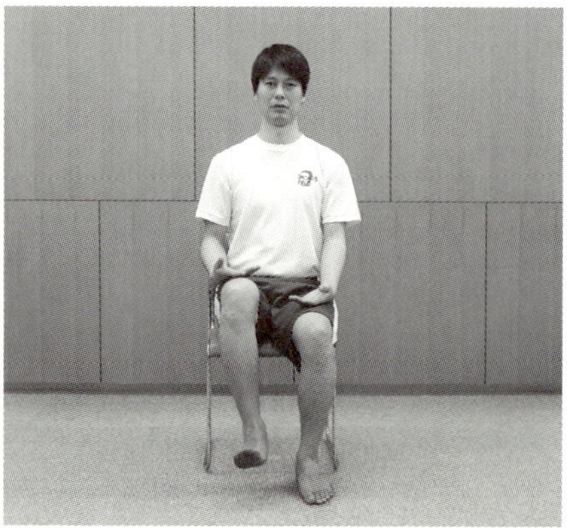

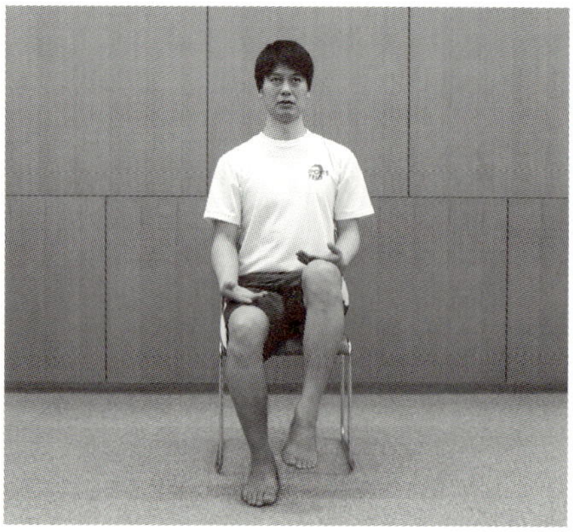

左右の差があった場合、上げやすかった側のモモの上に両手を乗せ、軽くモモを押しながら４秒ほど持ち上げ、一気に脱力します。写真では、左脚の持ち上げ動作です。持ち上げない方の右脚で、軽く床を踏みながら持ち上げて下さい。上げにくかった側はやりません。

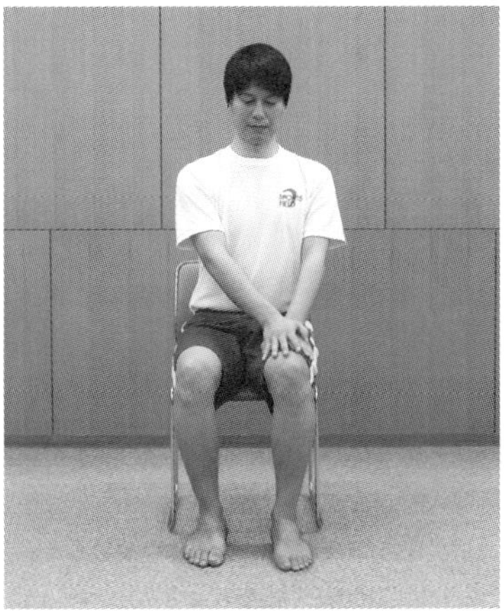

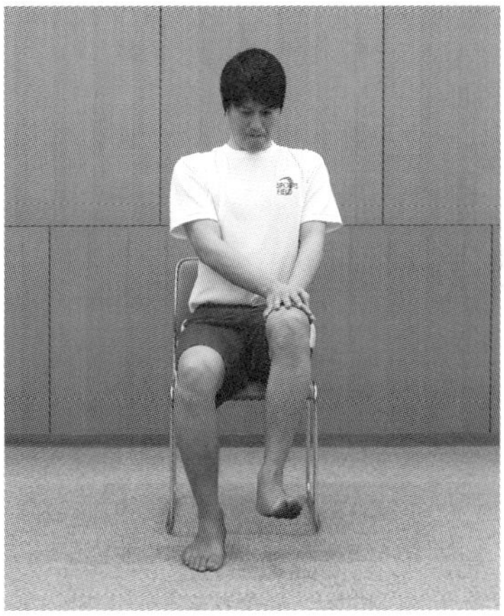

１回終わったら、深呼吸をしてもう一度繰り返します。2回終わったら、改めて両方の脚上げチェックをしてみて下さい。上げにくかった側の脚が前よりも上げやすくなっていれば、股関節の屈伸動作の左右の差が調整されたことを意味します。

脚上げ動作で左右の差がなくなれば、前後屈も楽になります。立ち上がってもう一度、前後屈をしてみて下さい。最初よりもスムーズにできるようになっていませんか？

腰の調子が悪いときにも効果を発揮する場合がありますので、試してみて下さい。ただし、動いてみて痛みや不快感があるときは、無理にやらないで下さい。

3　ヒザに負担をかけない動作

（1）　立ち座り

○椅子から立ち上がる

下は、椅子に座っていて立ち上がる瞬間によくみられる姿勢です。

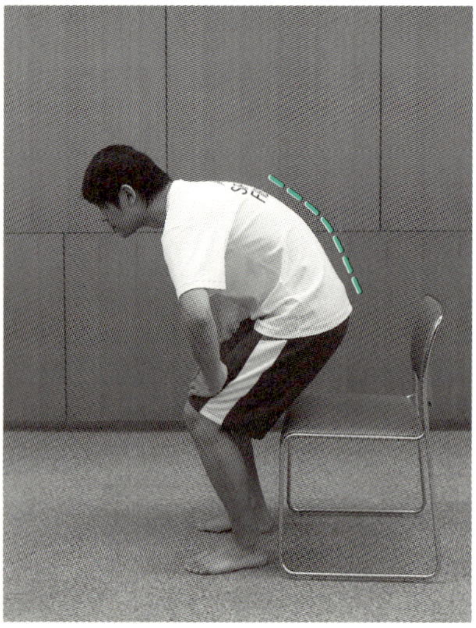

腰が曲がり、上体が丸くなっています。逆に、首は前の方に出て曲がっています。このまま立ち上がろうとすると、腰ついへの負担が大きくなります。また、このように腰を曲げると、お尻の筋肉が活動しにくいため、モモの前側の筋肉が過剰に働き、ヒザへの負担が大きくなります。

では、どのような立ち上がり方がヒザにやさしい動作といえるでしょうか？

背筋が伸びていて、腰から上が立っているときとほとんど変わりのない姿勢です。この姿勢のまま、斜め45度の方向に頭が引っ張られるような感じで、深くたたまれた股関節を伸ばすように意識をしながらヒザを伸ばして立ち上がると、楽に立ち上がることができます。試してみて下さい。

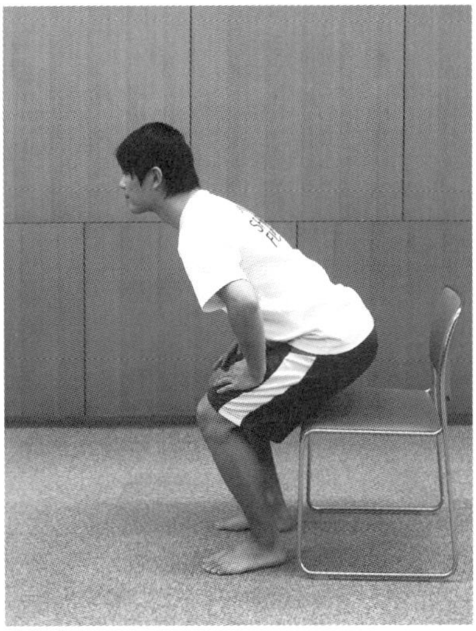

さらに、ヒザに負担をかけない方法として、腕の重さを利用した立ち方があります。上の立ち上がり動作に腕の動きを加えます。

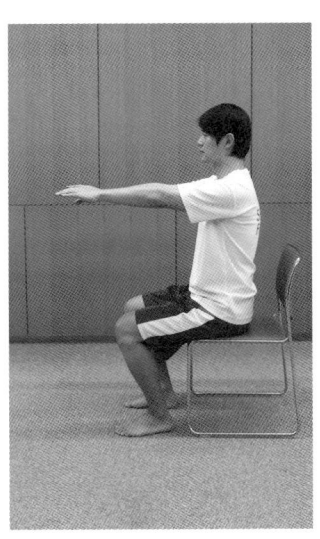

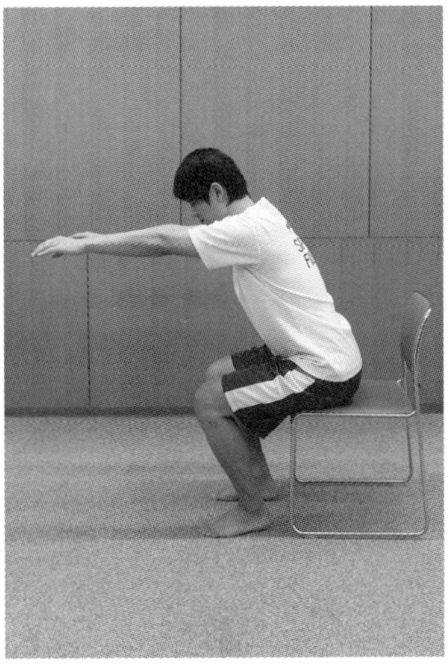

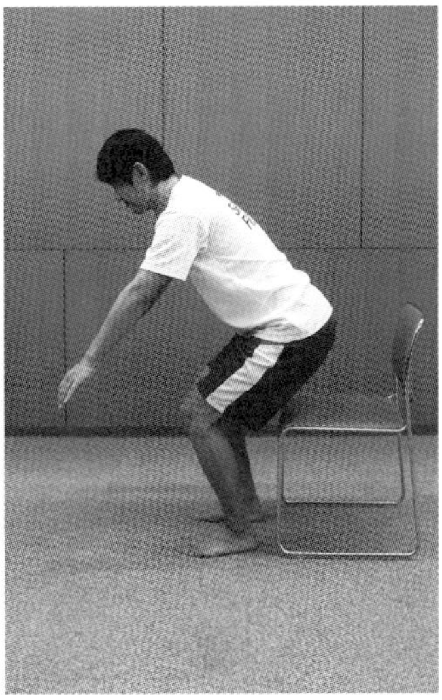

「前にならえ」をするように、両腕を平行に伸ばします。このとき、腕が前に引っ張られるように伸ばすと、股関節が深くたたまれます。この姿勢から、股関節とヒザを伸ばしながら両腕を下げていきます。

通常の立ち上がり動作ではヒザに痛みを感じる人でも、この方法では痛みを感じないという人もいます。

また、この立ち方をゆっくり繰り返すことで、脚やお尻の筋力がつき、ヒザ痛の予防につなげることもできます。ぜひ、試してみて下さい。私はこれを“ヒザ痛予防のバランススクワット”と呼んでいます。

それでもヒザが痛いという人は、体を二つ折りにして床に手をつき、お尻を持ち上げてから立ち上がってみて下さい。楽に立つことができます。

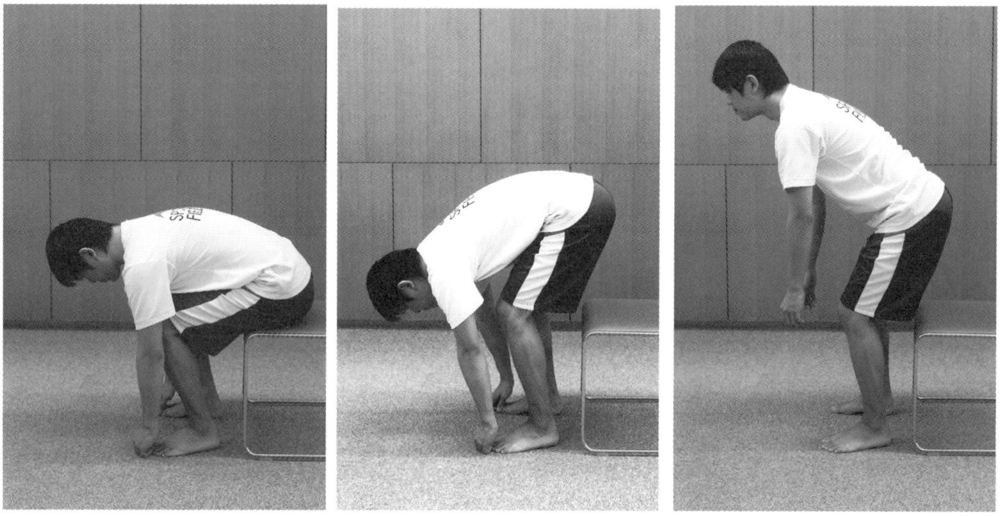

○椅子に座る

次は、立っている姿勢から座る動作です。よくみられる座り方です。

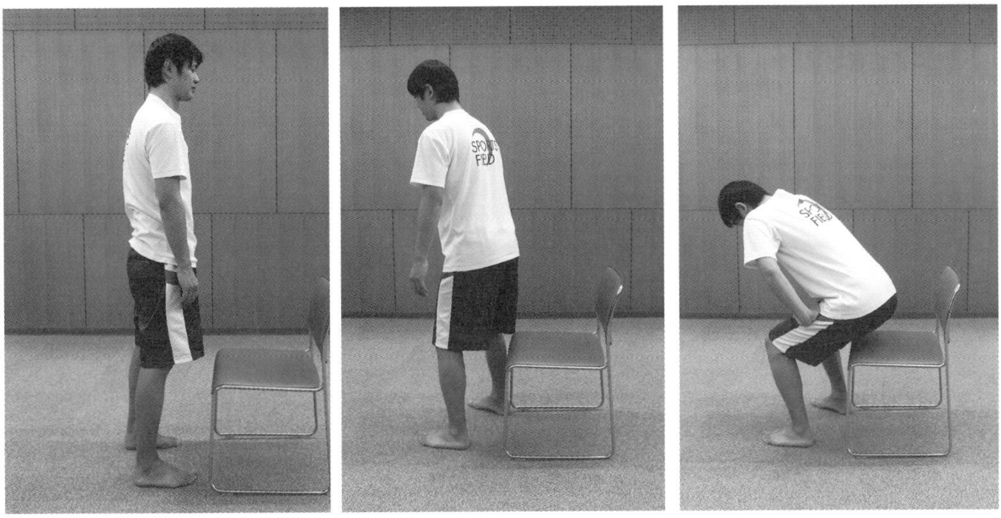

ふつうはこのように椅子に背を向けた姿勢で座りますが、高齢者やヒザ・腰に痛みがあり、ふつうの座り方ができない場合は、椅子に体を向けたままの方が楽に座れるかもしれません。

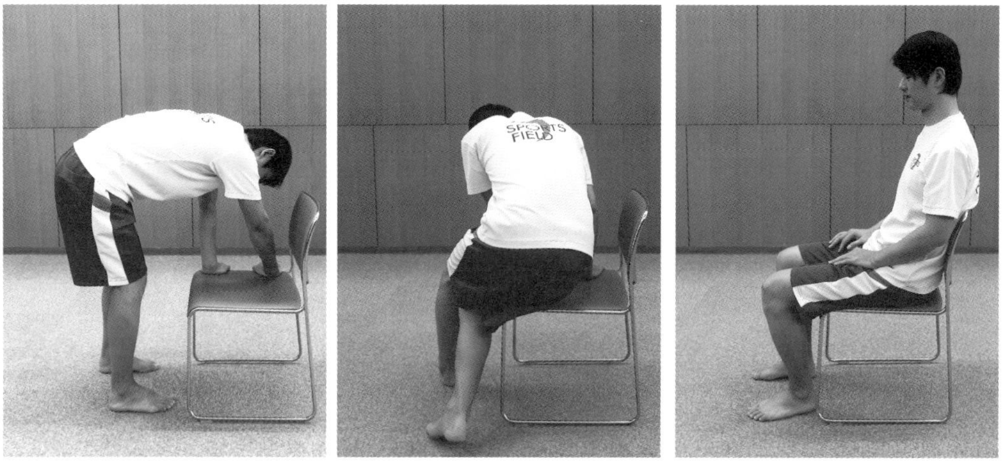

椅子に向かって左側に右手、あるいは両手をつき、そのまま上体を回転させながら座ります。

足の位置を動かさずに座るので、座ったときに左右の足がクロスしています。座って体を安定させてから、クロスしている足をふつうの位置に戻すようにしましょう。

ただし、この座り方は、椅子が安定していて倒れないことが前提となります。不安定な椅子ではこのような座り方はしないで下さい。

○畳から立ち上がる

今度は、畳に座っているときの立ち上がり方です。とくに慢性のヒザ痛を抱えている人にとって、下のような立ち上がり方は痛さをともなうことでしょう。

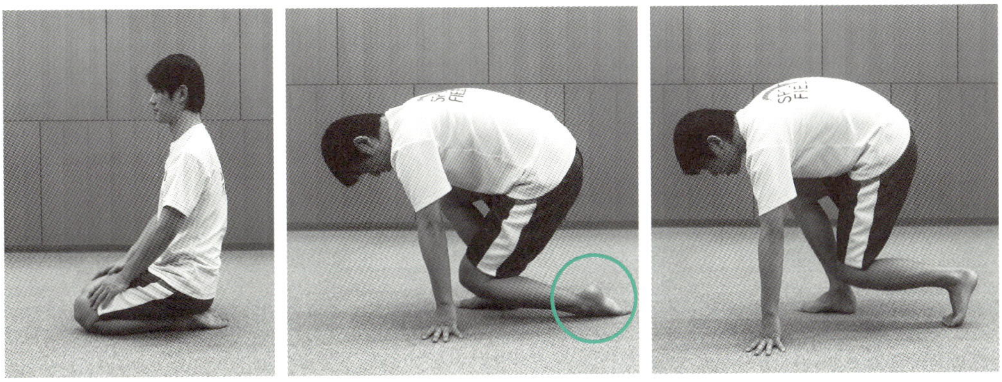

上のように、支える側の足首を伸ばしたまま立ち上がろうとすると、ヒザへの負担が大きくなってしまいますが、支える側の足首をしっかり起こしておくと、より楽に立ち上がることができます。

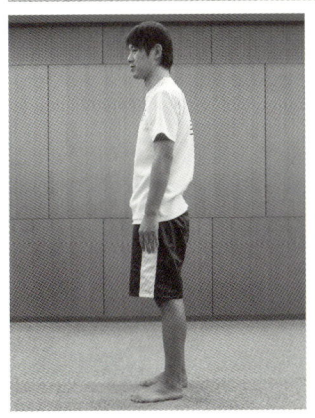

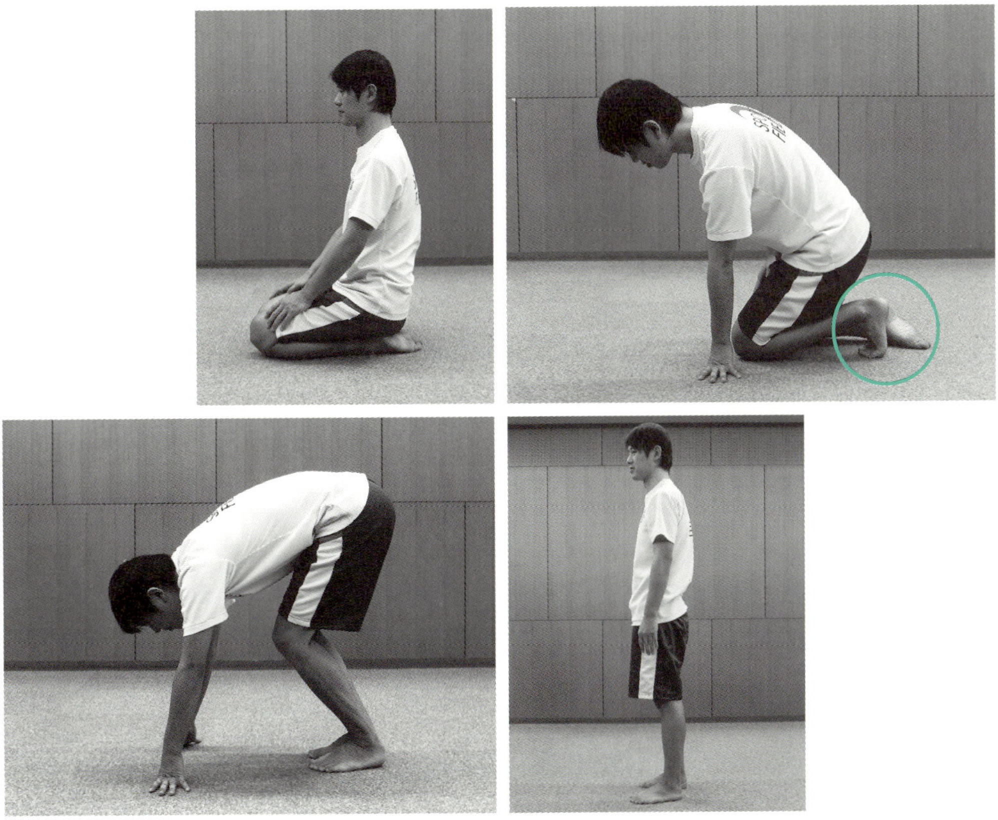

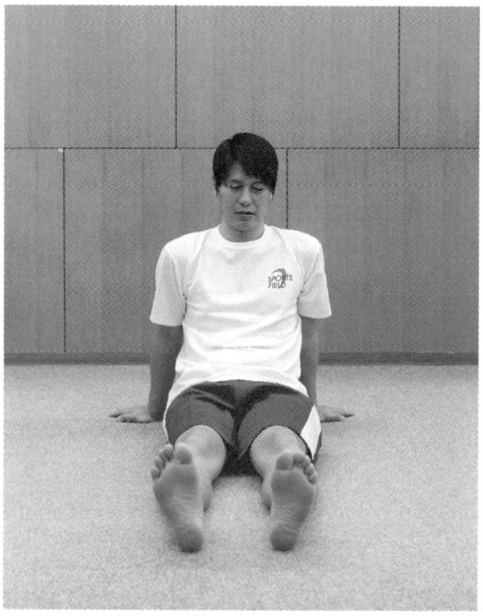

左は、足を伸ばして座っている姿勢（長座姿勢）でよくみられる立ち上がり方です。この姿勢では骨盤が後ろに傾き、重心も後方にあるので、重心を前方に移動させる動作をしなければならず、体力があまりない人はスムーズにできないかもしれません。

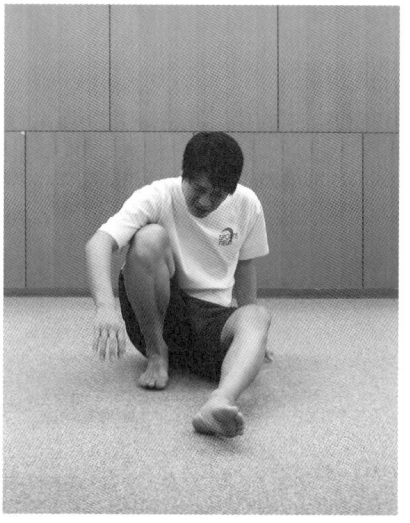

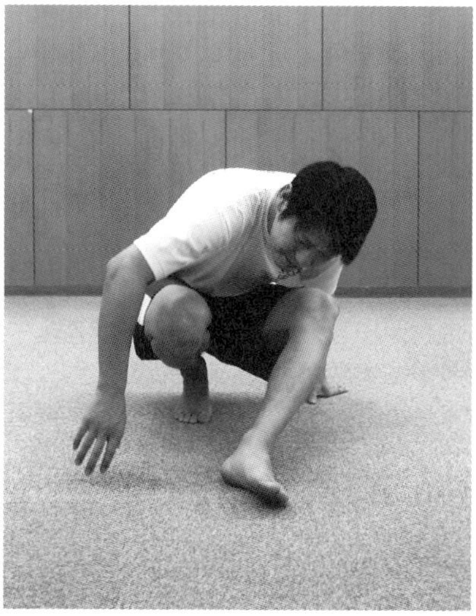

このようなときは、右のように片方のヒザを曲げ、もう片方のヒザを立てて、体を回転させながら立ち上がります。回転することで、後ろにかかっている重心がスムーズに前に移るため、楽に立ち上がることができます。

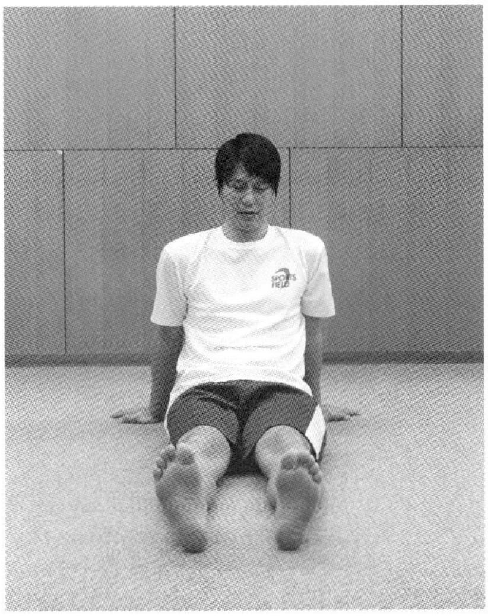

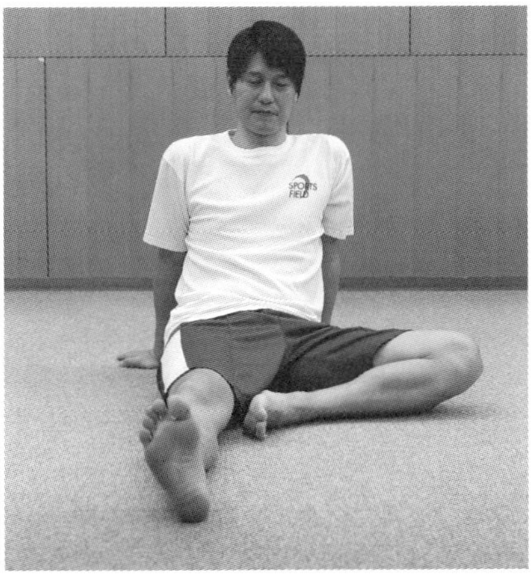

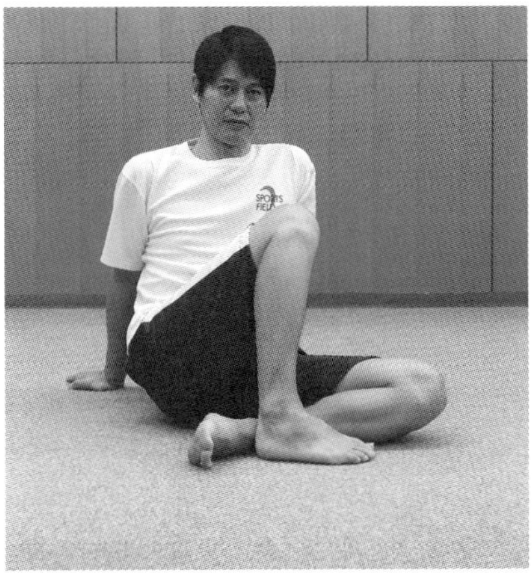

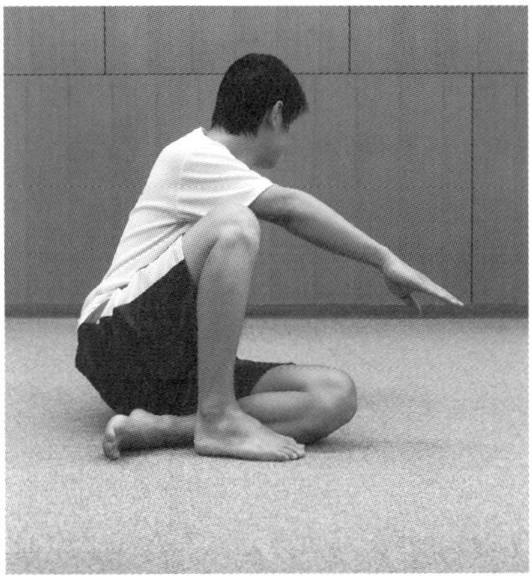

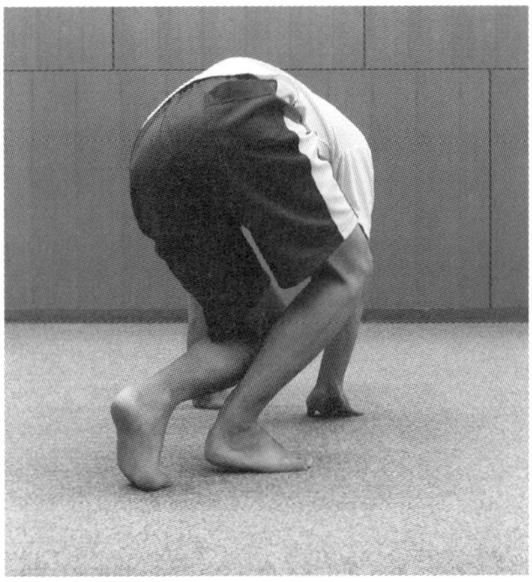

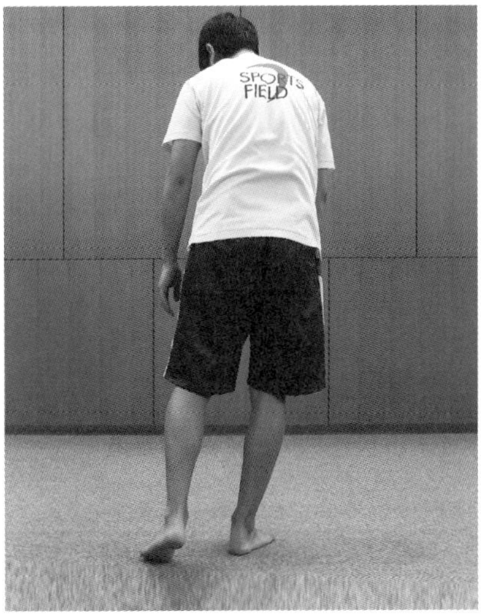
SPORTS
FIELD

仰向けに寝ている状態から起き上がるときにはどうしたらいいでしょうか。

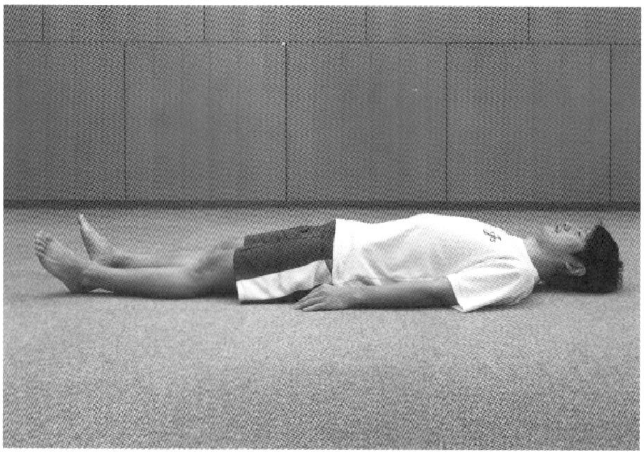

両ヒジを少し開きます。

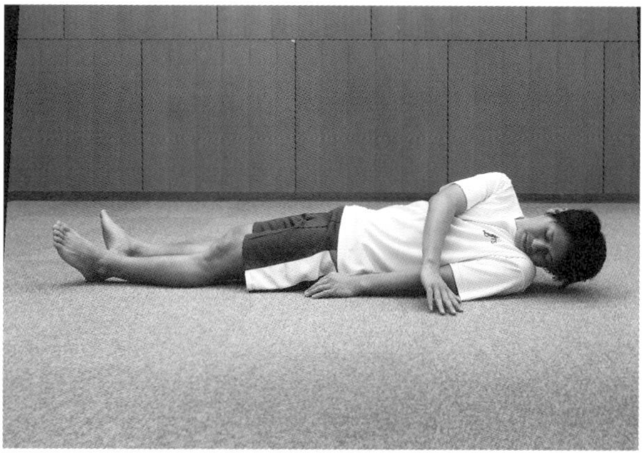

左または右に顔を向けながら、顔を向けた方向に体も曲げ、ヒジを床につけます。

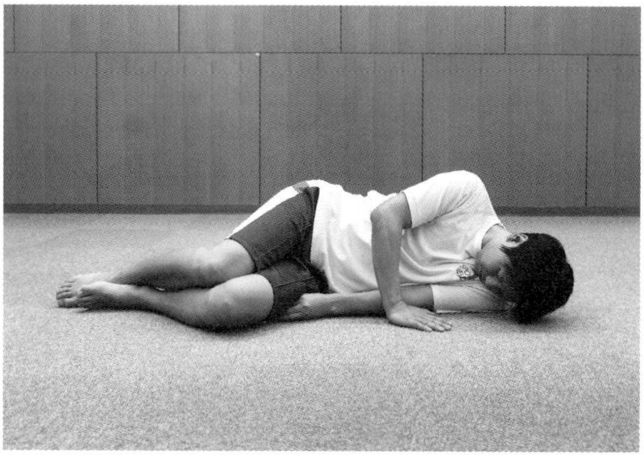

次にヒザと股関節を曲げます。

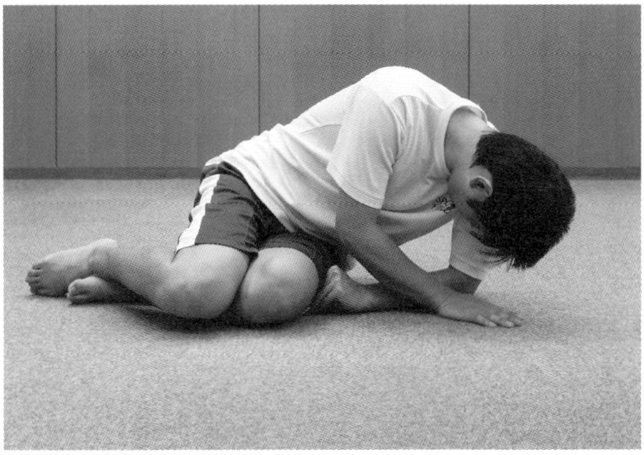

頭は持ち上げずに、上にある側の手を下になっているヒジの外側につき、下側のヒジとヒジの近くにおいた反対側の手で床を押しながら、体を起こします。

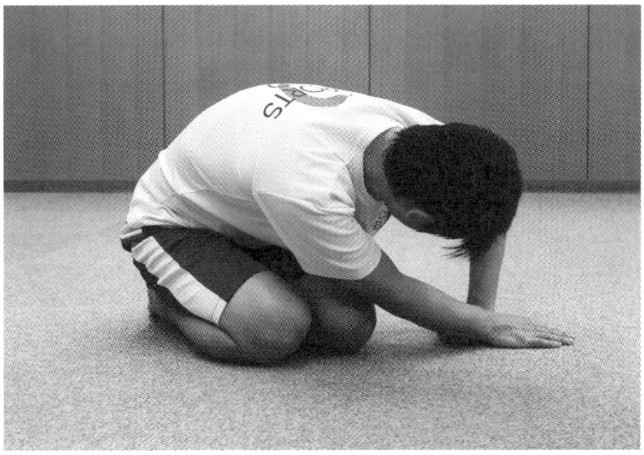

ポイントは頭の位置です。できるだけ床すれすれの位置に保ちながら上体を起こし、起こし終わったタイミングで、最後に頭を起こします。

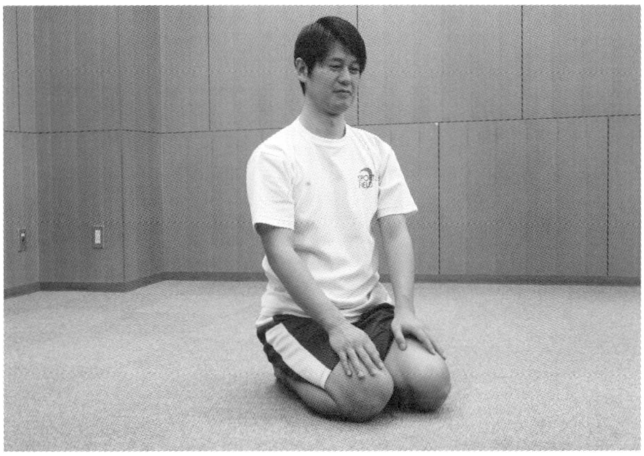

コラム　座っているときの姿勢からわかること②

写真は、女性によくみられる座り方です。この座り方は、ヒザにやさしい座り方とはいえません。なぜでしょうか？

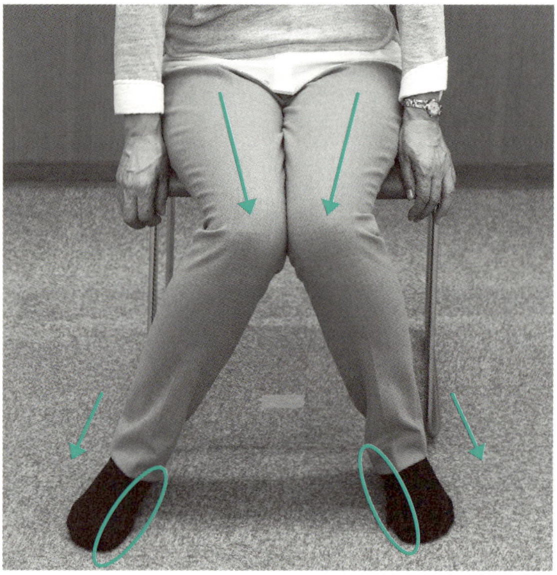

ヒザとつま先の位置をみて下さい。つま先の方向に対してヒザが内側に入り込んでいます。この姿勢のまま立ち上がると、どうなるでしょうか？　つま先に対してヒザが内側に動き、ヒザの関節に無理なねじれを起こすことになり、ヒザにとっては大きな負担となります。このような動作を日常的に繰り返していくと、ヒザにダメージを与えてしまう可能性があります。修正したいところですが、ヒザの動きだけを意識しても直すことは難しいでしょう。

このような座り方をする人は足裏の内側に体重が乗っていますので、足裏感覚からアプローチするとよいでしょう。足裏の内側・外側・つま先側・かかと側のいずれにもかたよることなく、バランスよく全体が床に接している座り方や立ち上がり方をすることがポイントです。そうすることで、ヒザ関節のねじれを防ぎ、ヒザをよい位置にキープした動作をすることができます。

（2）階段の上り下り

ヒザに不安を抱えている人の多くは、階段の上り下りがつらいと感じていることと思います。階段の上り下りはヒザに大きな負担をかける動作です。ここでは、少しでもヒザへの負担をやわらげる上り方、下り方を紹介しましょう。

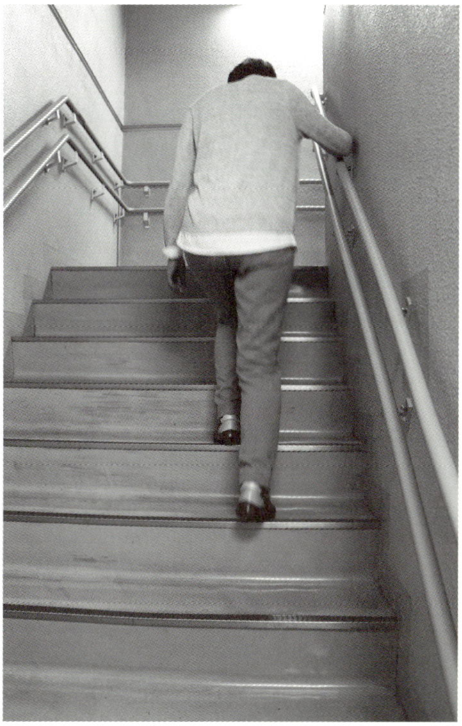

○階段を上る―竹馬歩きのすすめ

階段を上るときは、たとえば右足を出すタイミングで右半身を動かすと楽に上ることができます。これは、竹馬に乗って歩くときの動きとほぼ同じです。

右ヒザを上げるタイミングで、右ヒジを深く曲げ、ヒザと同じように上げます。左ヒザを上げるときには、同じタイミングで左ヒジを深く曲げて上げるという動作を繰り返しながら上っていきます。

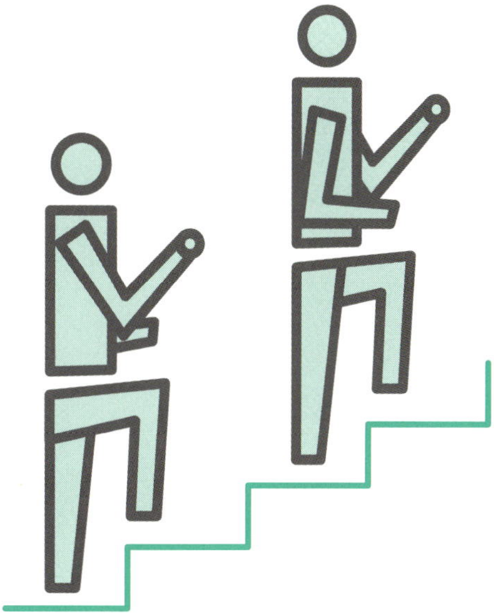

歩くときもそうですが、ふつうは右足を前に出すときには左手を前に振り、左足を前に出すときには右手を前に振ります。このとき、足（下半身）と胴体（上半身）はひねられている状態になっています。しかし、竹馬歩きの場合、足と胴体の動きはコンビネーションがとれることになり、動作の効率がよくなります。このためヒザにかかる負担が少なくなるわけです。

右手で右モモの前側を、左手で左モモの前側を軽く触りながら上る方法でも、同様に楽に上ることができます。

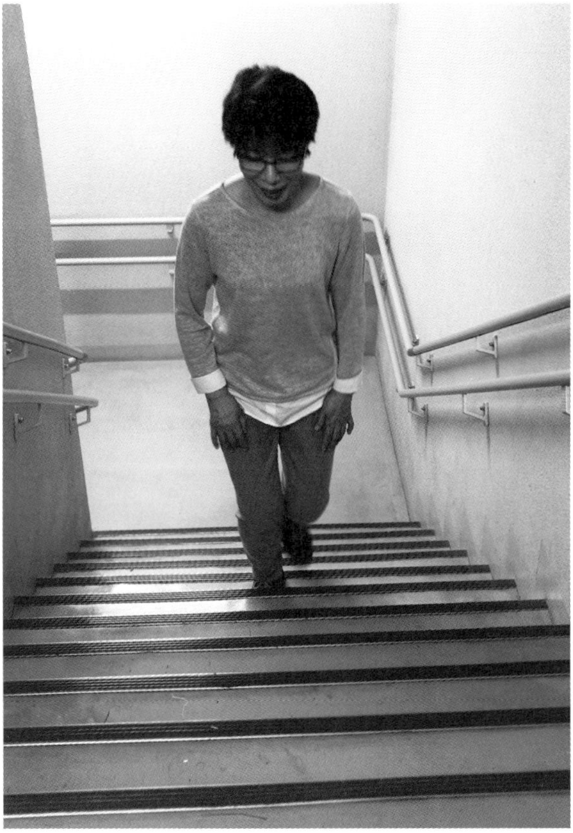

階段だけではなく、上り坂を歩くときや登山でも同様の効果があります。ぜひ、試してみて下さい。

○階段を下りる――ヒザ痛の人はなぜ、階段を横向きに下りるのか？

駅の階段を横向きで下りている人をみかけることがあります。階段を上るより、下る方がつらいという方が多いようです。おそらく、前を向いて下りるのではヒザが痛いからでしょう。

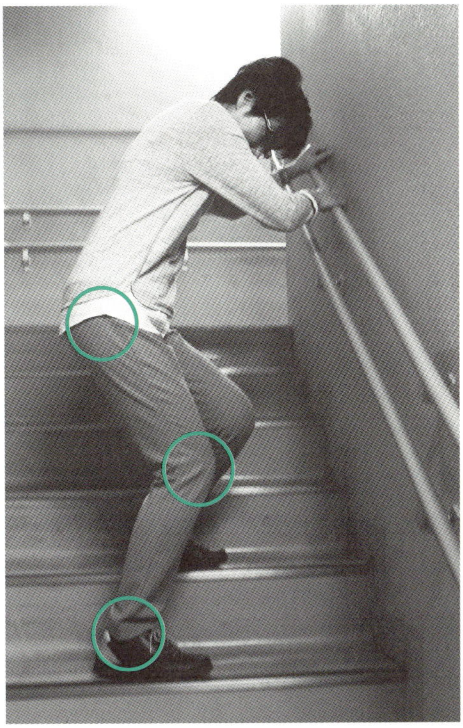

ではなぜ、横向きに下りるとヒザが楽なのでしょうか？

まず、手すりにつかまりながら下りるので、転倒する危険性が減ります。また、手で支えているのでヒザへの負担も軽減されます。

さらによく動作を観察すると、「横向き下り」と、「前向き下り」では下半身の使い方が大きく異なることがわかります。

ヒザを曲げるとき、ヒザだけが曲がることはありません。必ず、股関節と足首が同時に動きます。前向きで下りるときは、股関節があまり曲がらず、主にヒザ関節で体重を受ける動作になりがちです。

ところが、横向き動作では股関節も大きく動きます。股関節の大きな筋肉が活動し、ヒザ関節と協調しながら動くので、ヒザへの負担が大きく減少することになります。

このことは、股関節をうまく使うことができれば、前向きに下りるときでもヒザへの負担を軽くできる可能性を示しています。

つまり、ヒザの曲げ伸ばし動作では、ヒザを意識するのではなく、股関節を意識しながらうまく使えるようになると、ヒザへの負担が軽くなります。

しかし、そもそも股関節そのものが意識しづらく、動かし方が難しい場合もあります。私は高齢者教室などで、足裏感覚を意識しながら足首をやわらかく使う方法をすすめています。

足裏全体がバランスよくフラットに床や地面に接している状態を維持しながら、ヒザの曲げ伸ばしをします。そうすると足首・ヒザ・股関節がバランスよく連動した動作となるので、ヒザ屈伸が楽になります。

また、足首のストレッチとあわせてやるようにすると効果的です。片ヒザを立てて、足首を伸ばすように、両腕でヒザがしらをゆっくり押し込みます。片方が終わったらもう片方もストレッチします。

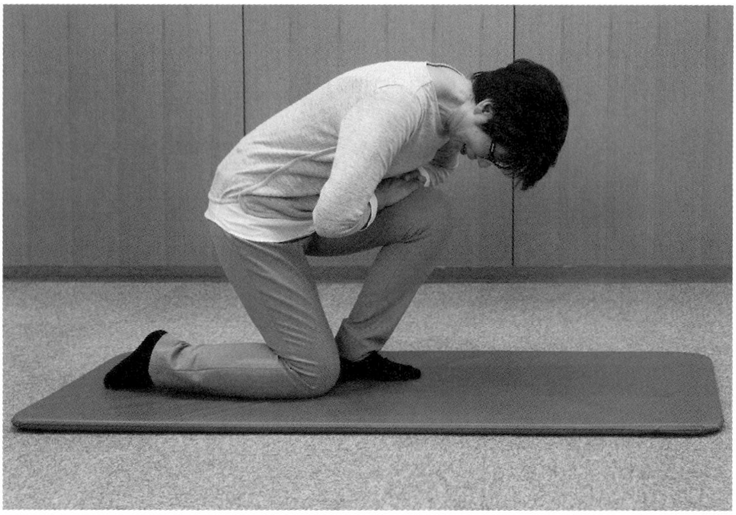

○なぜ階段は後ろ向きに下りると楽なのか？

私は時々、自宅の階段を後ろ向きに下りています。股関節の動きを意識しながら、太極拳のようにゆっくりとした動作で下ります。後ろ下りでは、足首・ヒザ・股関節がうまく連動するので、ヒザへの負担も小さくなります。

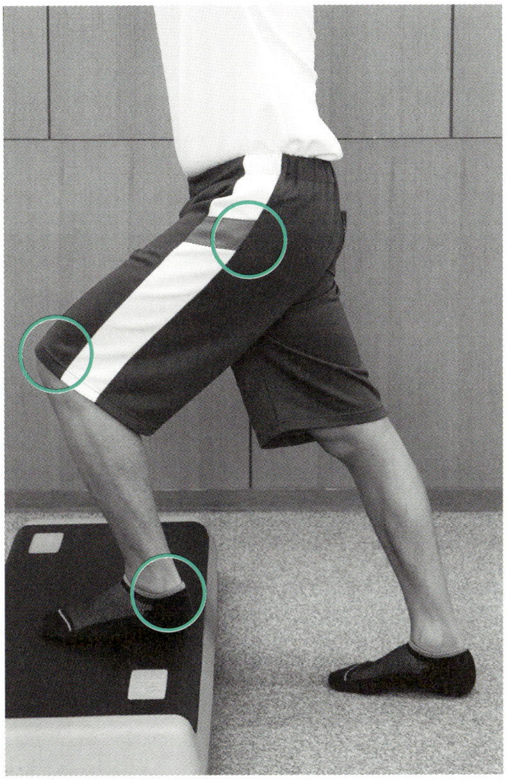

足首とヒザの関節、股関節がうまく連動する

実際に後ろ下りをしてみると、意外に下りやすいことに気づきますが、転倒の危険性がないわけではありません。皆さんにおすすめのエクササイズというわけにはいきませんが、後ろ下りに興味のある方には、家庭など安全な場所で階段を一段だけゆっくりと上り下りする方法をおすすめします。

フィットネスクラブのメンバーの方には、スタジオで行われているステップエクササイズがおすすめです。

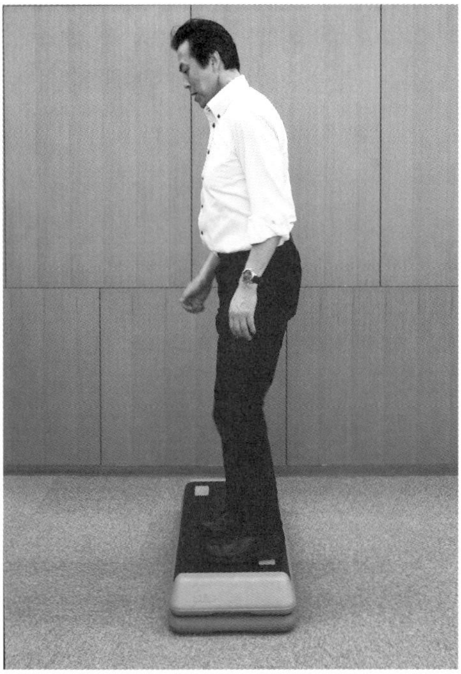

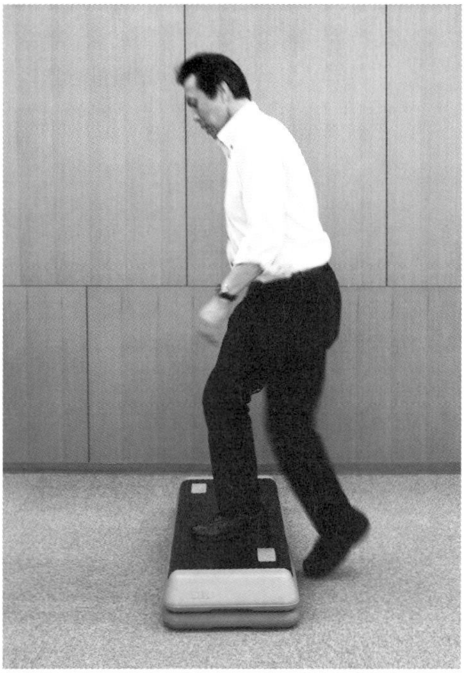

このエクササイズでは、前向きに上り、後ろ向きあるいは、横向きに下りる動作が基本となっているので、足首・ヒザ・股関節がよく連動して働きます。とくに股関節を意識することがポイントといえそうです。

この股関節動作の習得は、日常の動作におけるヒザや腰への負担軽減につながるかもしれません。股関節を意識するというのは、最初はなかなか難しいかもしれませんが、慣れるまでは、モモのつけ根を指で触りながら動作をすると、意識しやすくなります。

コラム　泳ぐばかりがプールじゃない

一昔前まで、プールというのは泳ぐところでした。プールで歩いていると、「歩くところではないので泳ぐように」と注意を受けることさえありました。ところがいまはどうでしょう、プールでは、歩いている人の数の方が多いくらいです。

歩く、走る、アクアダンス、水中筋トレ、水中ボクシング、水中ストレッチ、水中リラクセーションなど、さまざまなアクアエクササイズの人気で、プール利用者の年齢層も大きく広がってきています。ではなぜ、水中運動が体にいいのでしょうか？

①「水圧」が心臓・肺を鍛える

水の中では水深が深くなるほど水圧が大きくなり、立っているときも、心臓から離れた足部ほど水圧が高くなるので、心臓への血液循環がスムーズになります。また、胸部にかかる水圧は呼吸筋を鍛え、心肺機能を高めます。

②「抵抗」が筋肉を鍛える

水の中で動くと抵抗が生じます。しかも、個人の体力にあった無理のない抵抗をかけることができます。この抵抗により筋肉が鍛えられます。また、水の中での筋肉活動は、筋肉痛が発生しにくいことも大きな特徴です。

③「浮力」が関節にやさしい

首まで水中に入ると、体重は陸上の1/10まで減少します。陸上で歩いたり走ったりすると足首やヒザ、股関節、腰に体重がかかりますが、水中では浮力のおかげで、関節に大きなストレスがかかりません。水に浮いているだけでも筋肉がリラックスし、血流が促進されます。

④「水温」が脂肪燃焼を助ける

水は空気にくらべて、はるかに熱を伝えやすいので、水中に入るとすぐに体温が奪われてしまいます。体はエネルギー生産を高めて体温を維持しようとするため、陸上にくらべてカロリー消費が増大します。

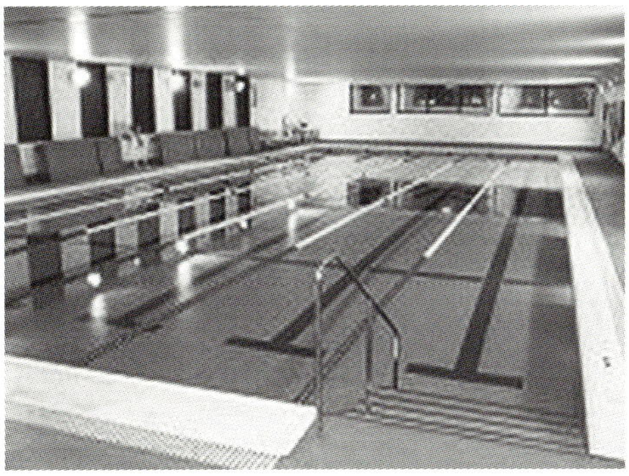

このように、水中では、体に無理のない、安全で効果的な運動が可能です。いくつか例をあげておきましょう。

アクアダンス

プールの中で音楽に合わせておこないます。水中でおこなうストレッチは、陸上よりも筋肉がゆるみやすくなるので、とても効果的です。

筋力トレーニング

水の抵抗力を利用したトレーニングです。水中では、動くスピードを上げれば負荷は増大し、手のひらに水かきのような道具をつけて抵抗面を大きくすることでも負荷は大きくなります。上でも、横でも斜めでも、あらゆる方向に抵抗をかけることができるのも、水中筋トレの特徴でしょう。

関節運動

浮力を利用し、水中であえてゆっくり動くという方法です。できるだけ力を使わずに、関節を無理なくゆっくりと動かします。そうすることで関節内の骨同士の動きがなめらかになり、周囲の筋肉もほぐれてきます。このタイミングを逃さずストレッチに移行すると、筋肉が気持ちよく伸びやすくなります。

ヒザ痛予防緩和プログラム

水中では浮力が働くため、ヒザに慢性的な痛みがある方でもかなり楽に動くことができます。陸上の運動と組み合わせておこないます。

このようにみてみると、「プールは万能スポーツジム」であるということができそうです。

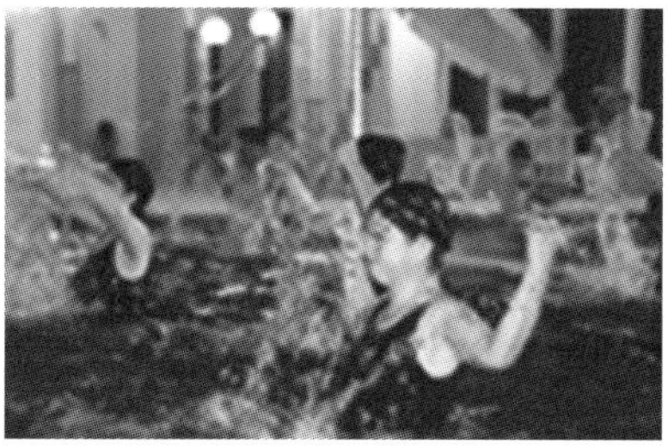

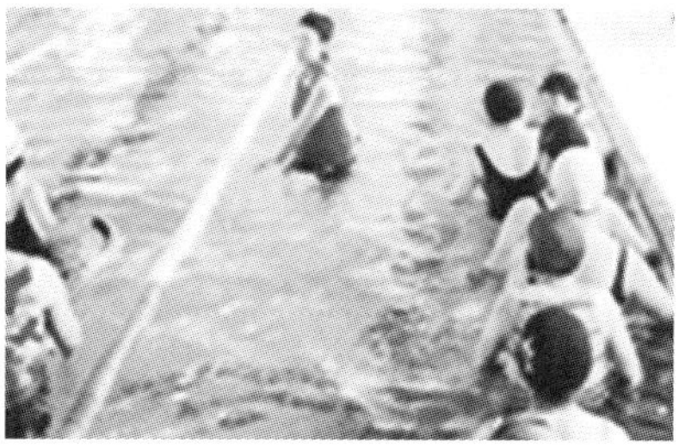

コラム　プールで後ろ歩き

人は、生まれてからつねに前方に歩いています。後ろ歩き動作は、これまでも健康運動としておこなわれることはありましたが、あくまでも前歩きが中心で、せいぜい、おまけのようなものでしかありませんでした。

しかし、何十年間も前向きばかりに歩いているのですから、フィットネスとして後ろ歩きを中心にして、体のバランスをととのえるという考え方は、面白いのではないかと思っています。

後ろ歩きがよさそうだといっても、現実には、安全に後ろ歩きができる環境をみつけることが難しそうです。そこで、比較的安全にできる場所として提案したいのが、室内温水プールです。

最近のプールは、泳ぐ人より歩く人の方が多く、歩きやすい環境になっています。後ろの人との衝突さえ気をつければ、比較的安全にできます。ペアで向かい合って歩けばより安全です。

私も介護予防運動事業として水中運動を指導することがありますが、歩行はすべて後ろ歩きにしました。参加者からは、「ヒザ痛なので水中歩行は楽だが、それでも前に歩くと少し痛みを感じる。しかし、後ろ歩きではまったく痛みがない」「後ろ歩きで、腰痛がまったくなくなった」などの声も聞かれ、手応えを感じています。

ただし、安全で効果的な運動をするためには、やってみて「気持ちよくできる動作をする。痛みや不快感があったらその動作はしない」という選択が大切です。後ろ歩きも、痛みや不快感がある場合は、無理にやらないようにして下さい。

4
首、肩、腰のコリや痛みをやわらげる

首や肩、腰、ヒザにコリや痛みを感じている方は多いと思います。２で紹介したバランス回復体操をすることで、コリや痛みがやわらぐことがあります。

やり方と注意することは、35ページ以下に記したことと同じです。自分の体の身体感覚をたよりにしながら、体をゆっくり動かしてみて、気持ちよく動ける動きを繰り返します。数回繰り返していくことで、動きにくかった部分のこわばりがほぐれ、動きそのものが楽に、スムーズにできるようになります。気持ちよく動くことを最優先にして、無理をして頑張りすぎないようにして下さい。

ただし、もっとも大切なことは、いままで述べてきたように、コリや痛みにつながる日常の姿勢や動作に注意し、コリや痛みを起こさないような体づくりをすることです。

1　首のコリをやわらげる

①

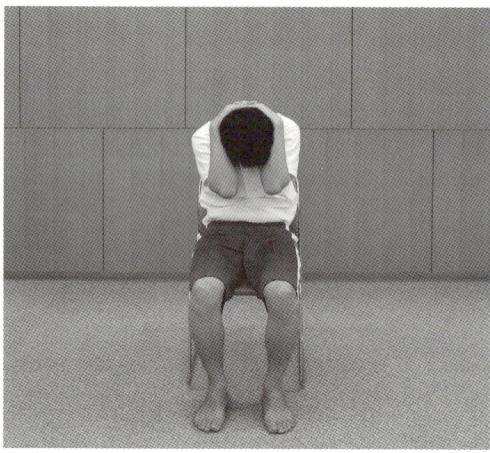

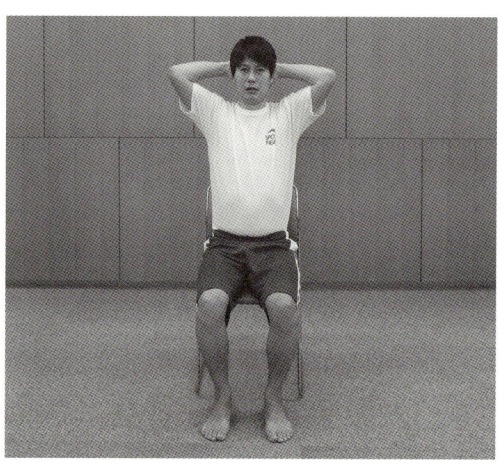

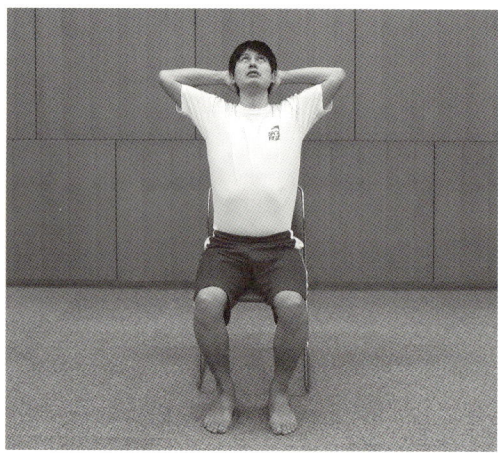

両手を首の後ろで組み、両ヒジを絞りながら前に曲げる。両ヒジを開きながら後ろに曲げる。気持ちよく曲げられた側を曲げ、４秒ほどそのまま保持をしてから気持ちよく脱力する。深呼吸をしてもう一度。
※やりやすかった側だけを曲げます。

②

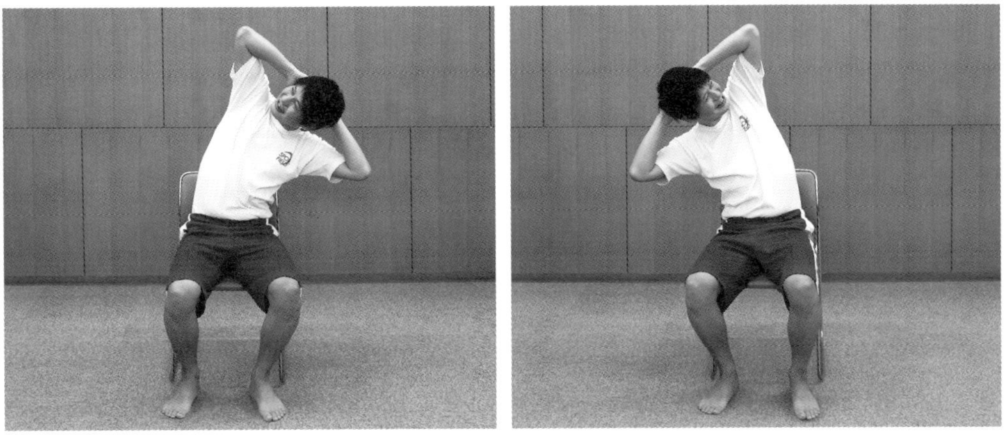

両手を首の後ろで組み、ゆっくりと右側のヒジを天井に向けて上げる。視線はヒジに向ける。左側も上げる。気持ちよく上げられた側だけを上げ、４秒ほど保持をして気持ちよく脱力する。終わったら深呼吸をはさんでもう一度。
※やりやすかった側だけを上げます。

③

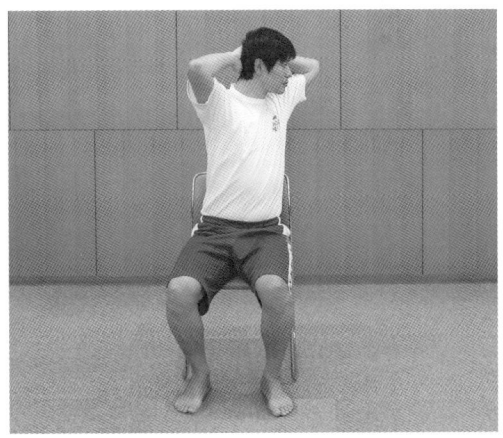

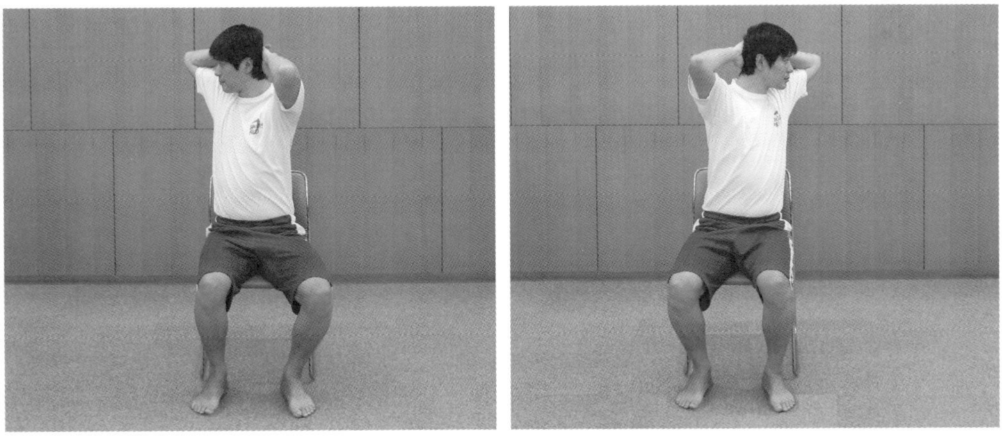

両手を首の後ろで組んだまま、右側、左側の順にひねる。気持ちよくひねることができた側だけをひねり、４秒ほどそのまま保持をして気持ちよく脱力する。深呼吸をはさんでもう一度。
※やりやすかった側だけをひねります。

2　肩のコリをやわらげる

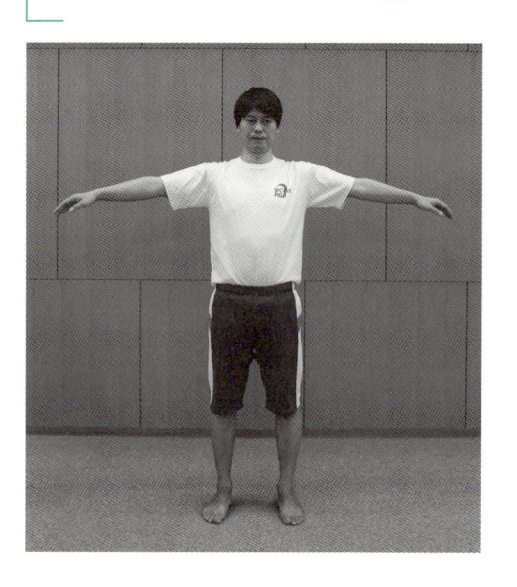

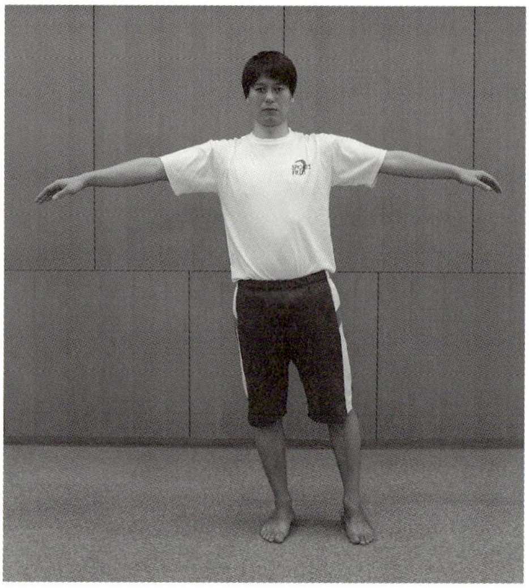

肩幅に足を開いて立ち、息をゆっくりと吐きながら、両腕を伸ばし、腕の重さを感じながら、ゆっくりと真横に上げて止める。左右で重く感じる側があれば、重く感じる側へ重心をゆっくりと移動する（写真では右）。
※重心を乗せれば乗せるほど、重かった腕が軽くなります。

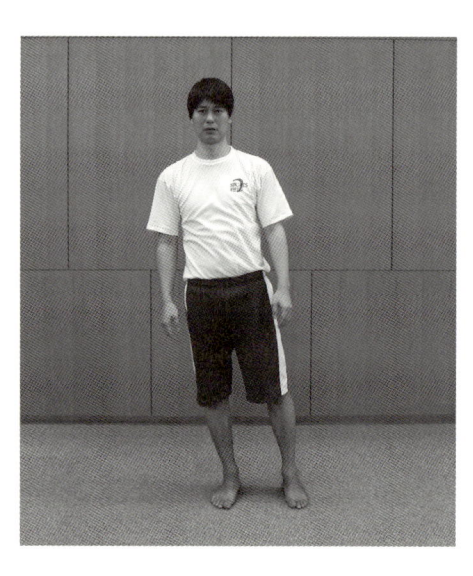

重心を調整しながら、左右の腕の重さが同じように感じられるような位置までに移動をして、４秒ほど静止する。一気に脱力して腕をバサッと落とす。２呼吸ほど休み、数回繰り返す。
※このときにヒザを同時に緩めると、気持ちのよい脱力ができます。

何回か繰り返していると、じょじょに左右差が調整され、うまくいけば、体の真ん中に重心がおかれ、左右の腕の重さがつりあってきます。

左右差がない方も、そのまま４秒キープ後気持ちよく脱力することで、肩周囲の筋肉がほぐれてきます。

コラム　リュックは肩にもやさしい

写真は、左手にバッグを持ってまっすぐに立っている姿です。バッグの重さに逆らわなければ、バッグを持っている側に重心がかかり、体も傾いてしまいます。

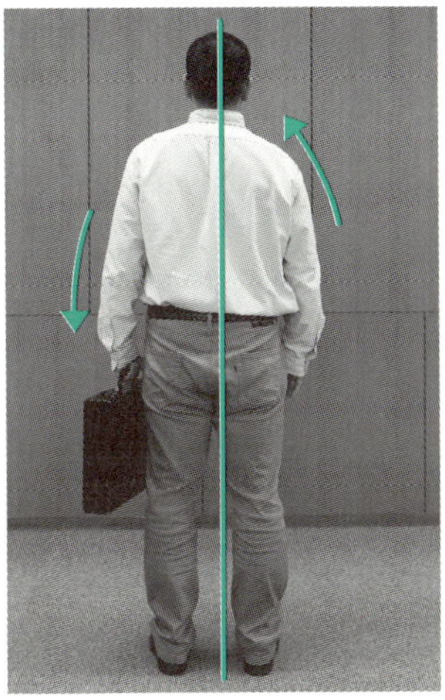

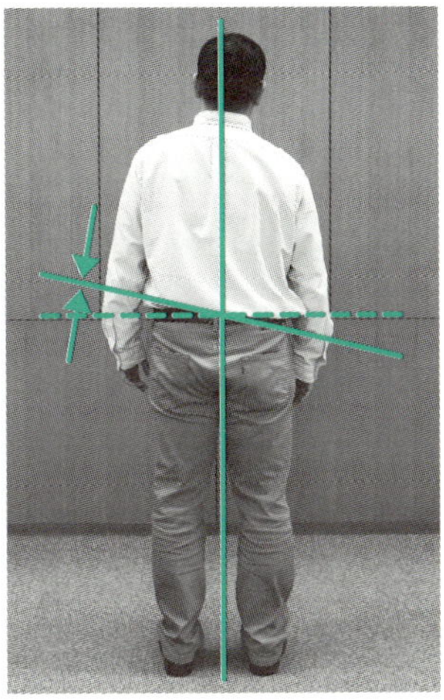

これを防ぐために、ふつうは体を右に傾け、体側の左側の筋肉を緊張させて姿勢を保とうとすることになります。しかし、いつも同じ側でカバンを持っていると、左側の筋肉を長時間にわたって緊張させることになり、縮んで伸びにくい筋(こわばり筋)となる可能性が出てきます。

いつも同じ手でバッグを持っている人は、左右交互に持つなど注意が必要です。体への負担が体の中心軸に近くなるリュックのような背負うタイプがおすすめです。

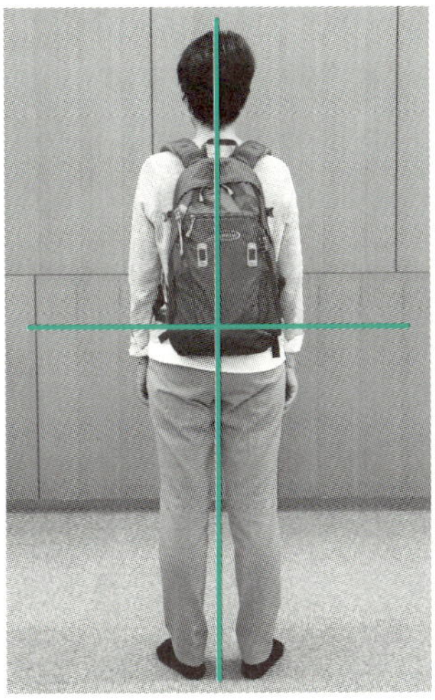

3　腰の痛みをやわらげる

腰痛は、日本人の80％が経験するといわれています。しかし、そのほとんどは原因不明とされています。つまり、「医学検査では異常がないのに痛い」というケースが圧倒的に多いのです。

慢性腰痛の分類法はいくつかありますが、どのような動作をしたときに痛みを感じるかによって、伸展型腰痛と屈曲型腰痛の二つのタイプに分類する方法があります。

伸展型腰痛　椅子から立ち上がるときなど、体を伸ばすときに痛む

屈曲型腰痛　椅子に座るときなど、体を曲げるときに痛む

それぞれのタイプの動作にともなう痛みは、特定の筋肉が硬くなりすぎていることが、要因の一つとして考えられます。

すべての慢性腰痛がこの２種類に集約できるわけではありませんが、動くときに生じる腰痛としてはよくみられるパターンです。それぞれの痛みをやわらげるには、ストレッチをして硬くなった筋肉を軟らかくします。二つのタイプでは、痛みをやわらげる方法が違いますので、まずはどちらかのタイプに当てはまるかどうかを確かめてみて下さい。

伸展型腰痛

体を後ろにそらすときに、股関節の前側の筋肉が硬いと、股関節の伸展が制限されるので、腰を必要以上にそらせてしまうことになり、腰ついへの負担が大きくなるために起こります。

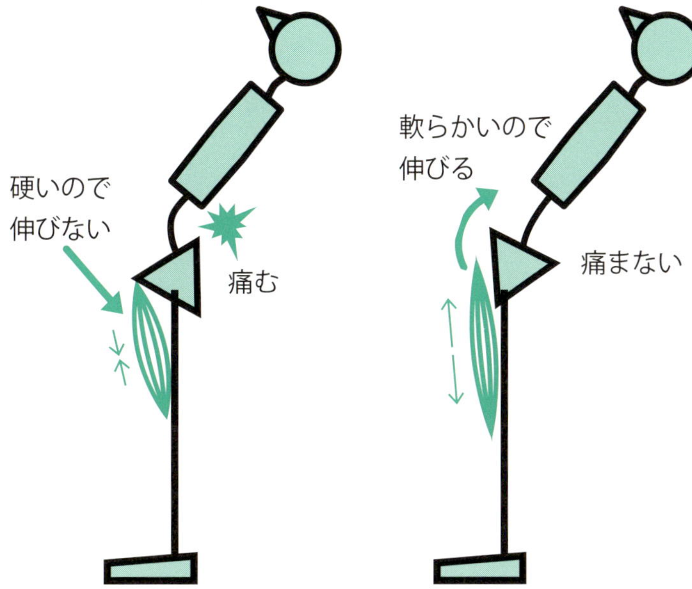

屈曲型腰痛

お尻や太モモの裏側の筋肉が硬くなっている場合には、骨盤が後ろに引かれて前に倒れにくくなります。このため、腰つい（椎間板）への負担が大きくなり、痛みが生じることになります。

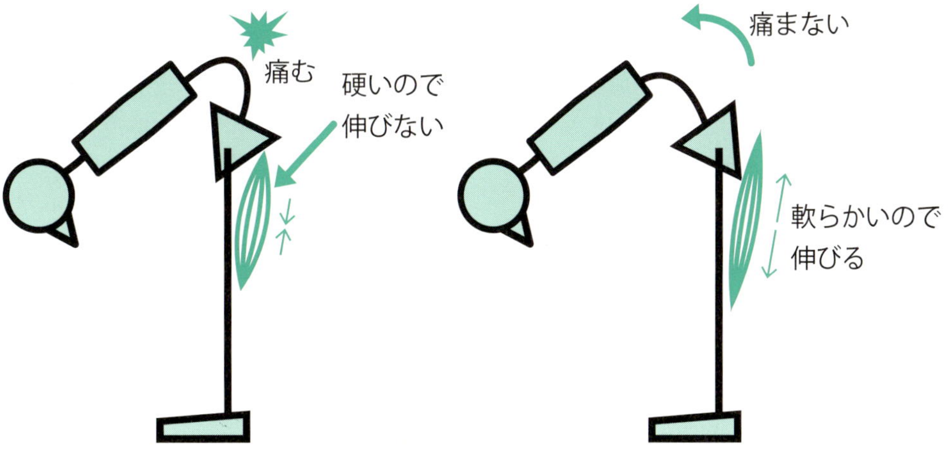

○伸展型腰痛

骨盤と太モモの前を伸ばすストレッチが有効です。横になって足首のあたりをつかみ、胸に引きよせます。次に、後ろに伸ばします。息を止めないで、30秒くらい気持ちよく伸ばします。

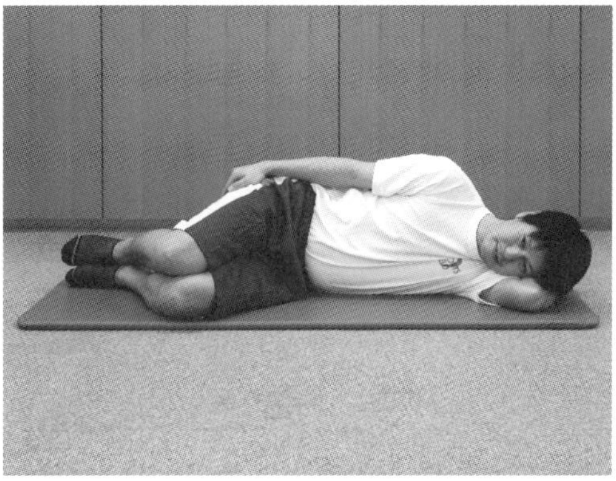

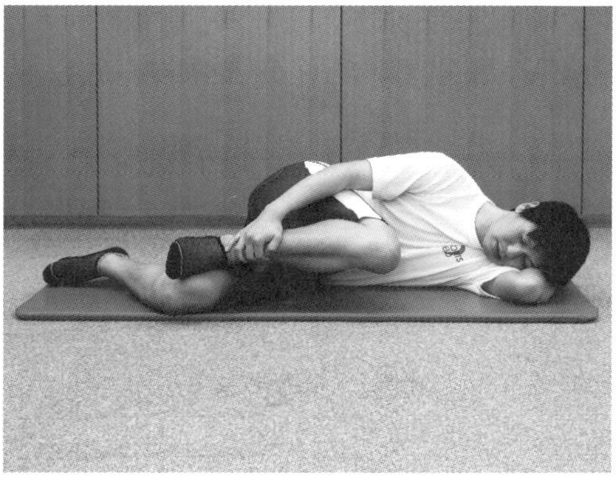

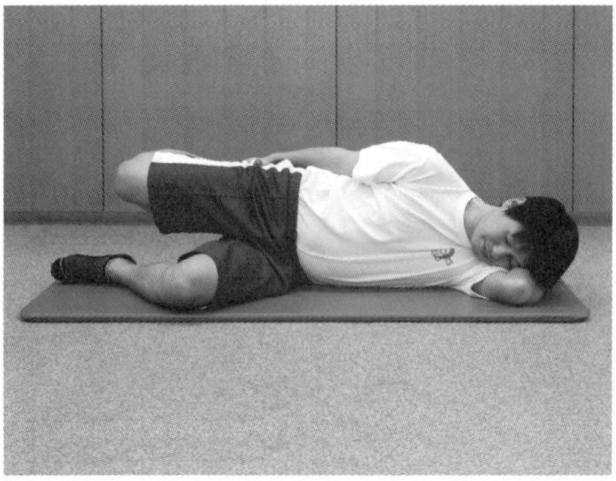

このとき、腰がそらないように注意します。腹筋を意識するとよいでしょう。

足首に手がとどきにくい場合は、タオルなどを巻くとよいでしょう。

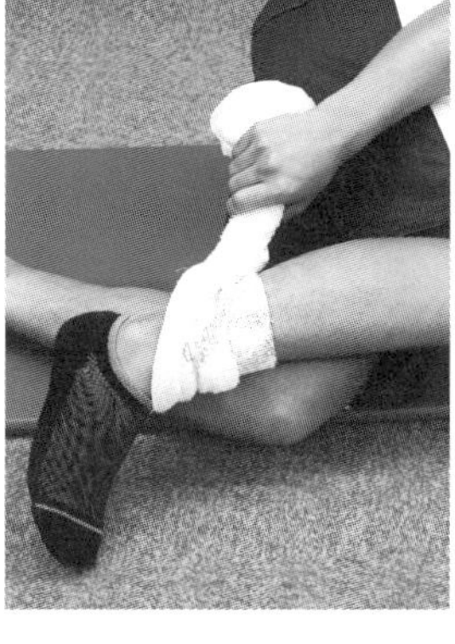

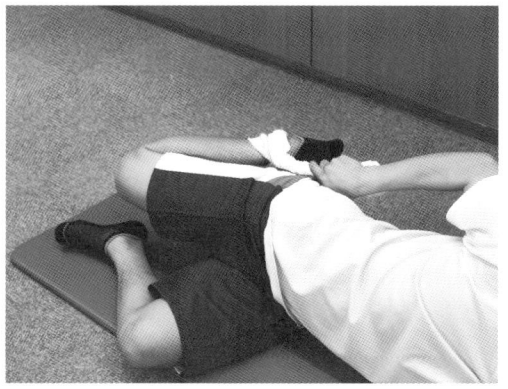

○屈曲型腰痛

お尻や太モモの裏側のストレッチをするとよいでしょう。仰向けになってヒザがしらを両手でつかみ、胸に引きよせます。息を止めないで、30秒くらい気持ちよく伸ばします。ヒザに手がとどきにくい場合は、足首にタオルなどを巻くとよいでしょう。

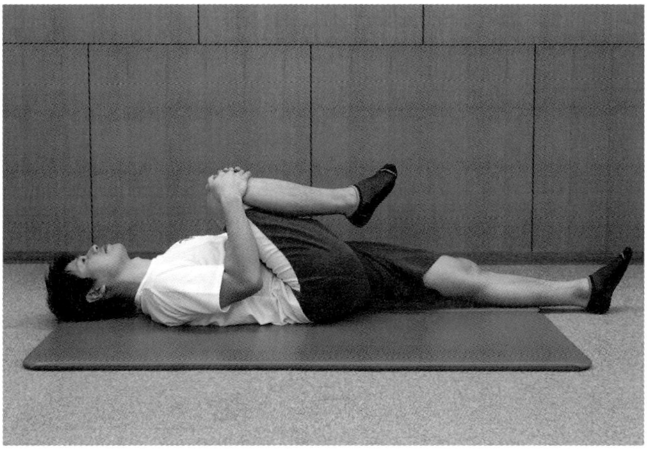

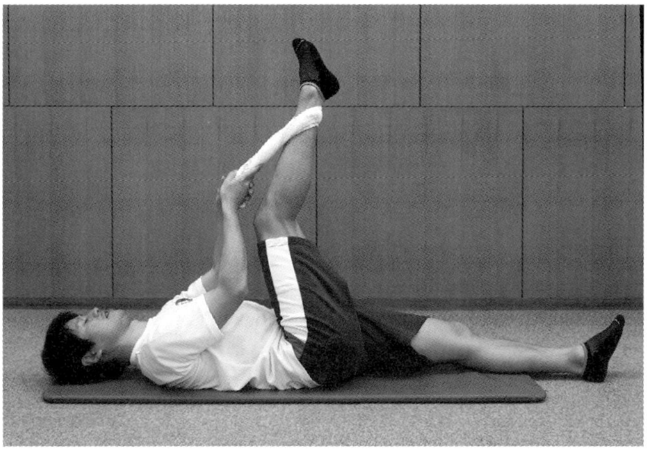

左右のモモの筋肉の軟らかさが違っている（どちらかが引きつけにくい）場合は、硬いと感じる方を重点的にストレッチするようにします。

コラム　逆もまた真なり

生活環境は健康づくりや体力づくりに大きな影響を及ぼすといわれています。たとえば坂の上にある住居をみて、「体に負担をかける不便な場所にある」と考える人が多いかもしれませんが、「体が自然に鍛えられる絶好の場所にある」と考えることもできます。

利便性ばかりを追求した結果、体力が低下傾向にある現代人は、後者のようなポジティブな思考をする必要があるのかもしれません。たとえば、次のような考え方をしてみてはいかがでしょうか。

肩が痛くて腕が上がらない　→　腕を上げないから肩が痛くなる

骨折した部位をギプスで固定すると関節や筋肉が固まり、ギプスを外したときに動かなくなってしまうことがよくあります。肩の関節は可動域が広く、腕を真上に上げることができますが、腕を上げない生活習慣に体が適応してしまうと、いわば緩やかなギプス状態が続き、腕が上がらなくなってしまうことも考えられます。

ヒザが痛くて歩けない　→　歩かないからヒザが痛くなる

同じように、脚を使わない生活習慣が続くと、当然脚は弱くなります。加齢にともなう関節の変形や、体重がヒザにかかりすぎることが痛みの原因になることもあります。脚をよく使うか使わないかは、身体活動量が多いか少ないかをも意味しています。活動量が少なければ過体重にもなりやすく、骨や関節に充分な刺激を与えることもできなくなります。

バリアフリーで転倒予防　→　体を使わない環境は転倒しやすい体をつくる

以前、坂の多い長崎の住民と、平地に住む住民の体力を比較するというテレビ番組がありました。予想どおり、坂の多い街に住む人の方が、体力が優れているという結果が示されました。坂の多い環境は、体にきつい不便な場所という見方もできますが、「体を自然に鍛える絶好の場所」と考えることもできます。

バリアフリーが必要な人がいる一方で、バリアフリー環境で体力の低下を起こす可能性も考えられるということです。

転倒予防　→　上手に転ぶ

転倒予防のための教室が各地で開催されていますが、100歳を過ぎた聖路加病院の日野原重明医師は、転倒予防ではなく、転ぶ練習をしているそうです。転ばないことが一番ですが、絶対に転ばないという保証はどこにもありません。転んで股関節を骨折してしまい、「寝たきり」になる可能性も充分にあります。大事には至らない転び方を練習するという発想はとてもユニークです。

このように考えると、いろいろなことが浮かびます。必ずしも一方が正しくて、もう一方が間違っているわけではありません。発想を逆転させることで、さらなるアイデアを生む可能性もあります。固定観念にとらわれない自由な発想を心がけたいものです。

おわりに

誰もが、大なり小なり姿勢や動作のアンバランスを抱えています。片側半身をよく使うスポーツや、日常生活でも一方向にかたよった動作を繰り返すことで、アンバランスがより鮮明になることも考えられます。このようなアンバランスを回復させる方法として、本書で紹介している「心地よさを感じながら動く動作法」が有効です。

さらにいえば、このような対症療法的なアプローチと同時に、そこへ至った原因と考えられる習慣化している動作や行為に気づき、それを排除していくという考え方も必要でしょう。何事にも、原因があって結果があります。原因を放置していては、何度でもその問題が繰り返されるという事実に気づかなければなりません。

「心地よいことは、健康づくりに有利である。」　健康づくりや体力づくりを考える上で、この考え方はとても役に立ちます。

「この○○という運動はよいものなのでしょうか？」という質問を受けることがよくあります。Ａさんにとってはよい運動でも、Ｂさんにとってはよくない場合もあります。また、強度や時間の設定などやり方によって、よかったり、悪かったりすることもあるので、「よい、悪い」と単純に答えられない質問でもあります。

そんなときは、「その運動をして心地よいときは青信号、違和感のあるときは黄色信号、違和感の強いとき（あるいは痛みを感じるとき）は、赤信号が点灯していると思って下さい。赤信号で突っ込めば事故が起こり、黄色信号のときもその危険性が高まります。黄色や赤信号のときは、その運動が不快であり、体が受け入れを拒否しているのです。」とお答えしています。

「安全のためにも、運動効果を得るためにも、青信号であることを感覚で確かめて下さい。人間には、精密機械でも及ばないほど優れた感覚が備わっています。しかし、磨かなければセンサーの感度は鈍ってきます。感覚を大切にすること、それは体の声に耳を傾けるということです。」

とくに、高齢者を対象にした講座では、必ずこのような説明をします。なぜならば、心地よいと感じる範囲で運動している限り、ほぼ100％安全であり、運動効果も高いからです。

「心地よいことは、健康づくりに有利である」。これは、「不快なことは、健康づくりに不利（マイナス）である」と読み替えることができます。

これをキーワードに周囲を眺めてみると、心地よさそうに運動している人が、あまりにも少ないという現状に驚かされます。

ストレッチをするときに顔をゆがめている人はいませんか。健康づくり運動で、苦しそうな顔をして頑張りすぎている人はいませんか。

そんなときは、体の声に耳を傾けてみましょう。

体は心地よさを求めて、訴えていますよ。

最後に、モデルを務めて下さった箕輪久子さん、株式会社スポーツフィールドスタッフの大石真隆さん、白石亮さんに感謝申し上げます。また、筆の進まない私に辛抱強くつきあって下さった編集者の小泉弓子さんには、心よりお礼を申し上げます。皆さんにご協力いただき、ようやく出版にこぎつけました。

“動ける体が未来を支える”　これは、早稲田大学大学院の教員や研究者を中心とした組織 Waseda ウェルネスネットワークのキャッチフレーズです。この本が動ける体づくりのヒントとなり、幸福な人生を送るための一助となれば幸いです。

［著者紹介］

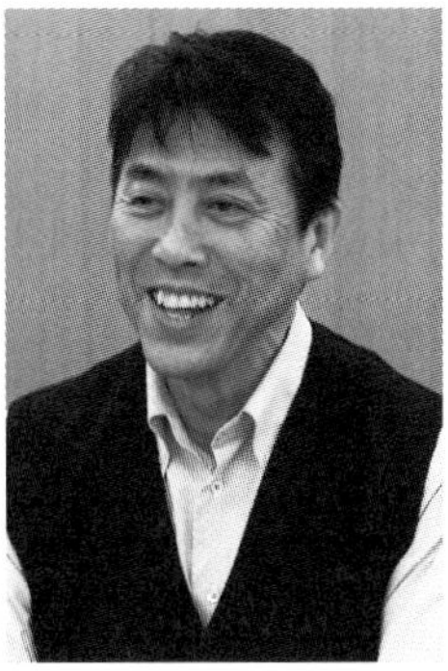

矢野史也（やの ふみや）

明治学院大学卒業　早稲田大学大学院スポーツ科学研究科修士課程修了
株式会社スポーツフィールド　代表取締役
Wasedaウェルネスネットワーク代表
早稲田大学エルダリーヘルス研究所招聘研究員
早稲田大学スポーツ科学学術院　非常勤講師
日本スイミングクラブ協会関東支部副会長
一般社団法人　日本スイミングクラブ協会 理事

スポーツクラブ運営に携わりながら、ヘルス・フィットネスに関する執筆活動、地域自治体・健保組合・学校法人・企業等が主催する健康講座や指導者向け講習会で講師を務める。高齢者からプロアスリートまでを対象に、パーソナルコンディショニングにも取り組むなど、幅広く活動している。

●資格
日本体力医学会健康科学アドバイザー
NSCA認定ストレングス＆コンディショニングスペシャリスト（CSCS）
JATI認定上級トレーニング指導者
日本体育協会公認水泳教師
JSCA認定メディカルアクアフィットネスインストラクター
SUC認定骨格矯正SPATマスタートレーナー

●主な著書
『メディカルアクアフィットネスインストラクター教本』日本スイミングクラブ協会発行（整形外科的疾患・転倒寝たきり予防改善：分担執筆）、大修館書店、2011年
『ゆるみ筋＆こわばり筋のコンディショニング』道和書院、中村好男監修、2008年
『ミドルエイジからの健康塾』新風舎、2007年
『水泳教師教本』大修館書店（分担執筆）、2007年
『アクアスポーツ』西村書店（共著）、1993年

●ブログ
矢野史也のからだコラム　http://yanocolumn.blogspot.jp/

カラダ再生 動ける体のつくり方

2015年10月30日　初版発行

著　　者　矢野　史也
発 行 者　大塚　智孝
発 行 所　株式会社 エイデル研究所
〒102-0073 東京都千代田区九段北4-1-9
TEL 03-3234-4641
FAX 03-3234-4644

企画・編集　小泉弓子
本文組版　秋葉正紀事務所
カバー・表紙デザイン　ナカグログラフ 黒瀬章夫
イラスト　きたざき ちはる
印刷・製本　シナノ印刷株式会社

ISBN 978-4-87168-569-6